DAS GROSSE
FITNESS-
LAUFBUCH

Sabrina
Mockenhaupt

CO-AUTOREN

Christian Ermert, Norbert Hensen, Marco Heibel, Manuel Ziegler, Norbert Wilhelmi

Gender-Hinweis: Im Sinne einer besseren Lesbarkeit der Texte wurde von uns entweder die männliche oder weibliche Form von personenbezogenen Hauptwörtern gewählt. Dies impliziert keinesfalls eine Benachteiligung des jeweils anderen Geschlechts. Alle Menschen mögen sich von den Inhalten gleichermaßen angesprochen fühlen.

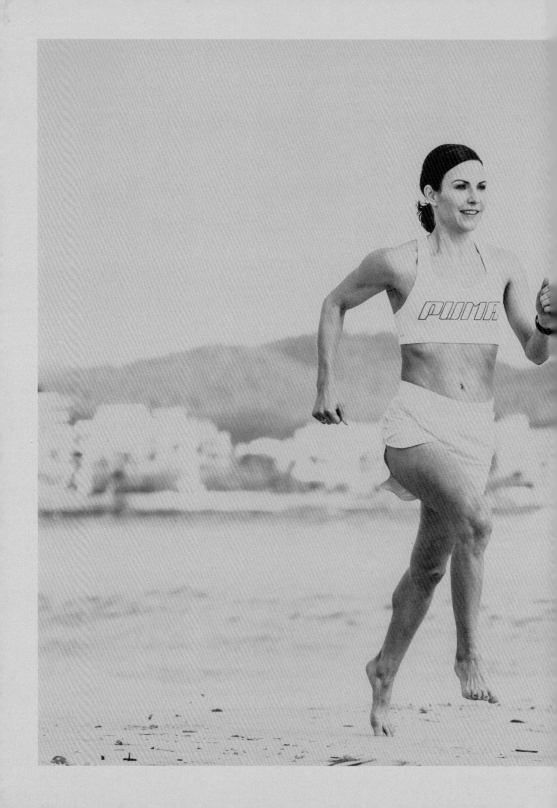

SABRINA

MOCKENHAUPT ...

... ist 1,55 Meter klein, aber als Läuferin eine ganz Große. Sie hat 45 deutsche Meistertitel gewonnen und war dreimal bei Olympia am Start. Auch nach dem Ende ihrer Karriere im Leistungssport beweist „Mocki" mit jedem ihrer schnellen Schritte, dass Laufen mit Energie, Willenskraft und vor allem Spaß eine Bereicherung für jedes Leben ist. Und diese Freude am Laufen teilt Sie durch dieses Buch mit Ihnen. Viel Spaß beim Lesen und noch mehr beim Laufen!

INHALTSVERZEICHNIS

KAPITEL — 1

MOTIVATION

Auch wenn es die Beine sind, die Sie ins Ziel tragen – ohne Ihren Kopf geht gar nichts. Mit der richtigen Portion Motivation und Freude wird das Laufen für Sie zum Selbstläufer.

Sabrina Mockenhaupt

—

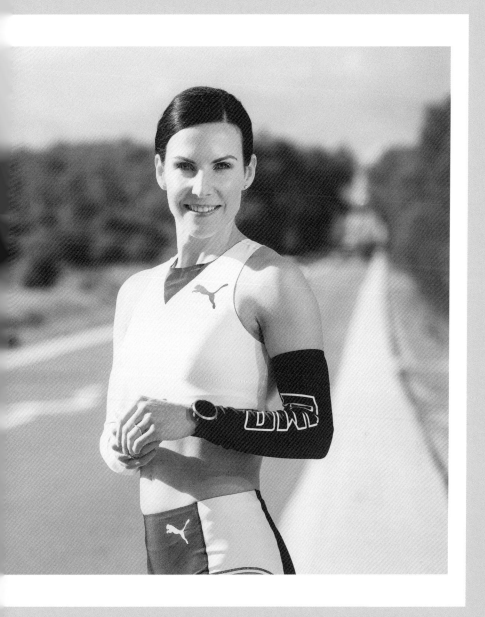

ÜBER ANFÄNGE & ANTRIEBE

Können Sie sich vorstellen, dass ich Laufen mal total langweilig fand? Und auch eigentlich gar keine Lust dazu hatte? Aber genau so war das damals, in den Neunzigern, als ich ein Teenager war und im beschaulichen Wilgersdorf im Siegerland aufwuchs. Mit Laufen hatte ich genausowenig am Hut wie die meisten Menschen – bevor sie entdecken, wie gesund dieser Sport ist und wie viel Spaß es machen kann, fitter zu werden und besser zu laufen.

Mein Zwillingsbruder Markus und ich hatten eine tolle und behütete Kindheit, die davon geprägt war, sehr viel in der Natur und mit unseren Eltern aktiv zu sein. Als Papa und Mama 30 waren, fingen sie mit dem Laufen an. Ab da trieben wir uns an vielen Wochenenden auf Laufveranstaltungen herum. Meine Mutter Hildegard lief den Marathon in beachtlichen 2:40 Stunden und mein Vater Alfred hält bis heute mit 2:24:59 Stunden den Marathon-Familienrekord. Aber ich fand das damals total langweilig. Nie hätte ich mir träumen lassen, auch mal jeden Tag zu laufen. Geschweige denn zweimal täglich – wie in den Hochphasen meiner Leistungssportkarriere, bis ich den Marathon fast genauso schnell lief wie mein Vater. Woher kam dieser Wandel, der dazu geführt hat, dass der Laufsport bis heute mein Leben maßgeblich bestimmt, verändert und gelenkt hat?

Maßgeblichen Anteil daran hatte mein Realschullehrer, der mein Lauftalent schon in der fünften Klasse entdeckte. Er schickte mich in Rennen mit den Mädels aus dem zehnten Schuljahr. Und ich gewann. Aber trainieren? Mich im Verein einer Laufgruppe anschließen? Das wollte ich nicht.

Erst gegen Ende meiner Realschulzeit, als meine Gedanken immer stärker darum kreisten, was ich aus meinem Leben machen würde, erinnerte ich mich an seine Worte. „Wenn man ein Talent hat und es nicht nutzt, wird man sich mit 30 darüber ärgern", hat er öfter zu mir gesagt.

Trotzdem: Von dem Schritt ins professionelle Laufen war

»
———

WENN MAN EIN TALENT HAT UND ES NICHT NUTZT, WIRD MAN SICH IRGENDWANN SEHR ÄRGERN

ich da immer noch meilenweit entfernt. Von 1997 bis ins Jahr 2000 absolvierte ich eine Ausbildung zur Industriekauffrau. In dieser Zeit begleitete ich meine Eltern zum ersten Mal zum Tempotraining, das einmal pro Woche auf der Bahn stattfand. Zuerst widerwillig, aber dann merkte ich, dass ich wirklich Talent hatte. Und ich entdeckte, wie viel Spaß es macht, im Training an seine Grenzen oder darüber hinaus zu gehen. Ich lernte dieses unbeschreibliche Gefühl kennen, wenn man schafft, was man sich vornimmt, und sich gleichzeitig etwas Gutes tut. Dieses Gefühl beflügelt mich noch heute und es zu erleben, war während meiner ganzen Karriere die größte Motivation.

Das Tempolauftraining fand damals im Betzdorfer Molzbergstadion statt – einem Städtchen an der Grenze zwischen Siegerland und Westerwald. Und an der Bahn in Betzdorf stand jedes Mal Heinz Weber. Er leitete das Training und wurde zu meinem Erfolgscoach. Trotz einiger Trainerwechsel in meiner über 20-jährigen Laufkarriere kehrte ich immer wieder zu ihm zurück. Meine größten Erfolge feierte ich mit ihm. Um die Jahrtausendwende reifte ihn mir der Traum, vom Laufen zu leben. Dass ich den verwirklichen konnte, verdanke ich vor allem der Bundeswehr. 2001 wurde ich in die Sportfördergruppe aufgenommen und konnte mich von da an als Sportsoldatin voll und ganz aufs Laufen konzentrieren. Ich lief 140 bis 160 Kilometer pro Woche und mein ganzes Leben war nur darauf ausgerichtet, schneller zu werden. Dabei hatte ich jede Menge großartige Erlebnisse, aber am intensivsten in Erinnerung geblieben sind sicherlich meine drei Olympiateilnahmen, wobei Peking 2008 der Höhepunkt war – schließlich bin ich dort über 10.000 Meter meine Bestzeit von 31:14 Minuten gelaufen.

»

GENAU DAS ZU SCHAFFEN, WAS MAN SICH VORGENOMMEN HAT, IST **EIN WEG ZUM GLÜCK**

ÜBER ANFÄNGE & ANTRIEBE

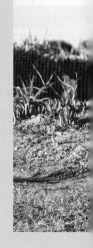

Mein schönster Marathon war definitiv das Rennen in New York. 2013 wurde ich in einem Weltklassefeld überraschend Siebte. Meine Marathonbestzeit hatte ich da schon in Berlin bis auf 2:26:10 Stunden heruntergeschraubt. Lange wollte ich schneller sein als mein Vater, aber ich musste erkennen, dass unser „Familienrekord" definitiv in den Händen von Fred Mockenhaupt bleibt.

Der Sport hat mich geprägt, aber nicht nur in den Jahren der Erfolge, sondern auch in den Jahren des Misserfolgs und der vielen Verletzungen, die sich ab 2015 immer mehr häuften. Ich wurde zwar der Inbegriff des Sich-Wieder-Zurück-Kämpfens, und das machte mir auch Spaß, aber irgendwann war die Energie aufgebraucht. 2018 endete meine Zeit bei der Bundeswehr und damit auch die Zeit als Profiläuferin.

Es ist Zeit für ein neues Kapitel in meinem Leben. Aber der Laufsport bestimmt nach wie vor mein Leben. Er ist die große Konstante, auch wenn mir TV-Shows wie Let's Dance riesigen Spaß machen. Solche Engagements kommen und gehen. Das Laufen bleibt. Und längst habe ich gelernt, dass ich so trainieren muss, wie mein Körper es mitmacht, und nicht so, wie mein Kopf es will. Und das ist auch mein wichtigster Ratschlag: Hören Sie auf Ihren Körper und lassen Sie den Kopf genießen, was Sie beim Laufen fühlen. Ich selbst empfinde immer noch den größten Genuss, wenn ich auf Wald- und Feldwegen unterwegs bin. Dann bin ich eins mit der Natur und ganz bei mir. Ich wünsche Ihnen jede Menge großartige Lauferlebnisse – egal, wo Sie laufen. Und ich wünsche mir, dass Ihnen mein Buch dabei hilft, jeden Tag ein bisschen besser zu laufen und zu leben.

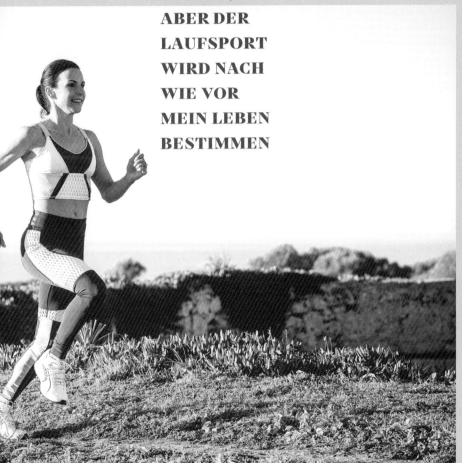

»
——————

ES IST ZEIT
FÜR EIN NEUES
KAPITEL,
**ABER DER
LAUFSPORT
WIRD NACH
WIE VOR
MEIN LEBEN
BESTIMMEN**

ALLER ANFANG IST GAR

NICHT SO SCHWER

Wer mit dem Laufen beginnt, hat meistens einen Vorsatz. Die einen wollen fitter werden, andere wollen abnehmen, Stress abbauen oder einen Ausgleich schaffen. Wieder andere sind Wettkampftypen und haben das Ziel, Rennen zu laufen und persönliche Bestzeiten zu erzielen. Was auch immer Ihr Antrieb ist – bereits mit dem Definieren eines Zieles haben Sie den Grundstein für den Erfolg gelegt. Der größte Fehler, den Sie nun machen können, ist, zu viel nachzudenken. Daher lautet der erste wichtige Tipp: Laufen Sie einfach los!

—

EINFACH LOSLAUFEN? EINFACH LOSLAUFEN!

Das ist kein Scherz. Laufen ist die natürlichste Bewegungsform des Menschen und nichts, was man unnötig verkomplizieren sollte. Soll ich wirklich loslaufen? Was ist, wenn mir die Luft ausgeht? Ist es nicht zu kalt oder zu nass draußen? Lassen Sie solche Zweifel erst gar nicht aufkommen, sondern seien Sie spontan. Wer ein Läufer sein möchte, der ist auch einer, und zwar von dem Moment an, in dem er die Schuhe schnürt und losläuft. Wie weit und wie schnell Sie laufen, ist dabei sekundär. Vergleichen Sie sich nicht mit anderen, die schon weiter und schneller laufen können. Da werden Sie mit der Zeit auch noch hinkommen. Außerdem steht nirgendwo geschrieben, dass man sich erst dann Läufer nennen darf, wenn man eine Stunde am Stück durchhält oder einen Marathon beendet hat. Das Tolle am Laufen ist, dass Sie in jedem Alter und zu jeder Jahreszeit damit beginnen können. Außerdem benötigen Sie zum Einstieg kaum spezielles Equipment. Schnuppern Sie einfach rein. Wenn Sie Feuer gefangen haben, können Sie immer noch in moderne Funktionsbekleidung und High-Tech-Laufschuhe investieren.

LAUFEN SIE AM BESTEN TÄGLICH

—

Laufen Sie als Einsteiger täglich, am besten zu einer festen Uhrzeit. Wenige Minuten können zu Beginn schon ausreichen. Was der Sinn dahinter ist? Der Mensch ist ein Gewohnheitstier, und alles, was wir regelmäßig tun, gehört irgendwann ganz selbstverständlich zu unserem Tagesablauf. Oder denken Sie morgens etwa noch darüber nach, ob Sie sich die Zähne putzen?

Entscheidender ist am Anfang, dass Sie realistisch bleiben. Hören Sie auf die Signale Ihres Körpers und seien Sie auch nicht verlegen, das Tempo zu drosseln oder eine Gehpause einzulegen. Neben dem spontanen Loslaufen ist nämlich auch das entspannte, genussvolle Laufen ein wichtiger Mosaikstein, um mit Freude bei der Sache zu bleiben.

—

DIE VORTEILE IM
BLICK HABEN

Neben dem inneren Antrieb, mit dem Laufen zu beginnen, gibt es noch zwei weitere Faktoren, die über Ihr Durchhaltevermögen entscheiden. Ein kleiner Ausflug in die Psychologie.

—

KEINE OPFER BRINGEN

Wenn Sie sich vornehmen, mit dem Laufen anzufangen, sollten die Vorteile (Formzuwachs, Abnehmen, verbessertes Körpergefühl, Freude an der Bewegung, Entspannung) den Zeitaufwand und die Anstrengungen aufwiegen. Anders ausgedrückt: Je mehr Sie Laufen mit Spaß verbinden, desto weniger empfinden Sie die investierte Zeit als „Opfer".

—

REALISTISCHE ZIELE
VERFOLGEN

Es können auch Zwischenziele innerhalb eines langfristigen Planes sein. Korrigieren Sie Ihre Ziele notfalls nach unten. Es ist immer noch besser, ein kleines Ziel zu erreichen, als ein großes zu verpassen.

»
———

WER EIN LÄUFER SEIN MÖCHTE, IST SCHON EINER. LAUFEN SIE EINFACH LOS. UND DENKEN SIE NICHT ZU VIEL NACH!

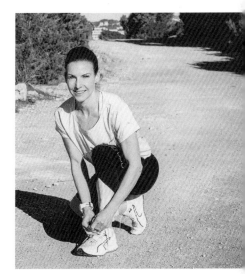

LAUFEN HEISST NICHT SCHINDEN.

WARUM WENIGER OFT MEHR IST

„Laufen ist anstrengend und macht einfach keinen Spaß." So oder so ähnlich argumentieren Menschen, die trotz guter Vorsätze die Laufschuhe irgendwann in die Ecke gestellt haben. Dass Laufen in einem gewissen Maße anstrengend ist, lässt sich nicht wegdiskutieren. Doch zum einen müssen Anstrengung und Schweiß nichts Schlechtes sein, viele Menschen lieben den Sport gerade deswegen. Zum anderen sind Sie selbst frei zu entscheiden, wie sehr Sie sich „schinden" möchten.

Laufen heißt nicht, sich in jeder Trainingseinheit bis zur Erschöpfung zu verausgaben. Im Gegenteil: Läufe im sogenannten „Wohlfühlbereich" bringen oft viel mehr. Das beste Beispiel geben die Stars der Szene: Auch Weltklasse-Langstreckler absolvieren einen Großteil ihrer Trainingskilometer in einem Tempo, das sie bequem über Stunden durchhalten könnten.

Auch Sie haben einen solchen „Wohlfühlbereich" – wenn auch natürlich auf einem anderen Niveau. Die Kunst besteht darin, ihn zu finden. Gelingt Ihnen das, haben Sie den meisten Läufern im Lande etwas voraus. Laut einer Studie der Deutschen Sporthochschule Köln sind nämlich mehr als 60 Prozent der Läufer in Deutschland im Training regelmäßig zu flott unterwegs.

Zu schnelles Laufen ist vor allem Anfängern nicht zu empfehlen. Es kann dazu führen, dass Sie sich überfordern und eine Trainingseinheit mit einer negativen Assoziation „abspeichern". Dass unter diesen Voraussetzungen die Vorfreude auf den nächsten Lauf nicht gerade gigantisch ist, verwundert da kaum. Mit langsamen Läufen legen Sie zudem den Grundstein für Ihre Ausdauer. Vor allem Anfänger sollten fast ausschließlich so trainieren.

5
GRUND-
REGELN FÜR
ENTSPANNTES
LAUFEN
—

1 »
WOHLFÜHL-
TEMPO FINDEN

2 »
KÖRPERGEFÜHL
ENTWICKELN

3 »
MIT GENUSS
LAUFEN

4 »
SICH AN DER
BEWEGUNG
ERFREUEN

5 »
AUFHÖREN,
WENN ES AM
SCHÖNSTEN IST

Denn mit der Grundlagenausdauer wächst auch die Strecke, die Sie zurücklegen können. Und mit der Strecke wächst die Motivation, dem Laufen treu zu bleiben. So einfach ist das. Abnehmen ist für viele Menschen ein Motiv, um mit dem Laufen zu beginnen. Wer sein Wunschgewicht erreicht hat und sich in seinem Körper wohlfühlt, ist zufriedener und hat mehr Spaß am Leben.

»
————

WER SICH IN SEINEM KÖRPER WOHLFÜHLT, HAT **MEHR SPASS AM LEBEN** UND IST ZUFRIEDENER

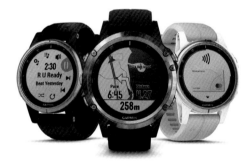

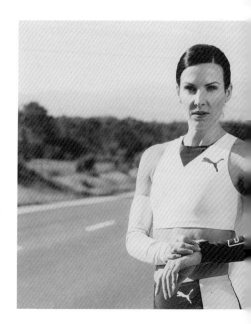

ZEICHNEN SIE IHR TRAINING AUF
—

Früher haben viele Läufer in einem Tagebuch ihre Trainingseinheiten schriftlich dokumentiert, konnten ihre Leistungen über einen längeren Zeitraum vergleichen und Fortschritte schwarz auf weiß nachvollziehen. Gefühle können täuschen, Zahlen nicht. Das geht mit modernen Laufuhren und Apps längst automatisch. Sie können dann noch das subjektive Empfinden oder Details zu Ihrem Equipment ergänzen. Das Schönste an den Apps von Garmin, Strava und Co.: Sie teilen Ihr Training mit so vielen anderen Usern, wie Sie wollen.

DER INNERE SCHWEINEHUND –
SO HÄNGEN SIE IHN LOCKER AB

Im Idealfall ist Ihre Motivation zu laufen so groß, dass Sie sich sogar ein wenig bremsen müssen. Doch auch bei den ganz großen Enthusiasten meldet sich früher oder später der innere Schweinehund. Wenn im Job viel zu tun ist, Freunde oder Familie Sie beanspruchen oder es draußen ungemütlich ist, lässt man schon einmal eine Laufeinheit sausen. Nicht so schlimm. Doch beim nächsten Mal haben Sie vielleicht wirklich keine Lust und suchen nach Ausreden – und werden welche finden. Das Ergebnis ist häufig, dass man mit einem schlechten Gewissen zu Bett geht. Und schon sind Sie in einer Spirale der Unzufriedenheit, die im schlimmsten Fall dazu führt, dass Sie immer wieder neue Gründe suchen werden, die gegen das Laufen sprechen.

In einem solchen Fall haben Sie zwei Möglichkeiten: Entweder Sie verzeihen sich, dass Sie nicht zu Ihrem geplanten Lauf angetreten sind, und gehen beim nächsten Mal wieder völlig unbefangen an die Sache heran. Kompliment, wenn Sie so sehr mit sich im Reinen sind. Oder Sie greifen zu einem der folgenden Motivationskniffe.

»

VERZEIHEN SIE SICH, WENN SIE WEGEN ETWAS WICHTIGEREM NICHT ZUM LAUFEN KOMMEN

MEIN TIPP

SABRINA MOCKENHAUPT:
MOTIVATIONSKNIFFE, WENN MAL
DIE LUST ZUM LAUFEN FEHLT

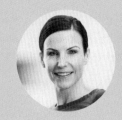

SETZEN SIE SICH ZIELE

Setzen Sie sich messbare Ziele. Zwei Kilogramm abnehmen, viermal pro Woche laufen, zehn Kilometer am Stück schaffen, in vier Monaten einen Halbmarathon laufen – all das können solche Ziele sein. Entscheidend ist, dass Sie realistisch bleiben. Ein Laufanfänger tut sich keinen Gefallen, wenn er gleich vom Halbmarathon träumt. Setzen Sie sich lieber mehrere kleine Ziele, und gehen Sie eines nach dem anderen an.

HALTEN SIE IHRE LAUF-
SACHEN BEREIT

Legen Sie Ihre Laufsachen bereits einen Tag vor dem geplanten Lauf zurecht. Dadurch nehmen Sie sich selbst die „Gelegenheit", zwischen dem Aufstehen bzw. dem Nach-Hause-Kommen und dem Laufen ins Grübeln zu verfallen.

GEHEN SIE
PLANVOLL VOR

Planen Sie Ihre Laufeinheiten frühzeitig und vermerken Sie sie in Ihrem Terminkalender. So bereiten Sie sich bereits mit dem Eintragen gedanklich auf das Training vor. Vor allem erhöht sich dadurch aber die Verbindlichkeit. Geschäftstermine und Verabredungen mit Freunden lassen Sie ja auch nicht einfach so platzen, oder? Wichtig: Bleiben Sie trotzdem flexibel. Nicht immer kann man Termine einhalten. Verzeihen Sie sich, wenn Ihnen tatsächlich etwas Wichtigeres dazwischenkommt.

REDEN SIE ÜBER
IHRE ZIELE

Holen Sie Ihre Familie und Freunde mit ins Boot. Kommunizieren Sie Ihre Ziele. Das schafft einerseits Verbindlichkeit, andererseits sind Ihnen Anerkennung und Unterstützung sicher. Außerdem fällt es Ihnen dann schwerer, mal eine Einheit sausen zu lassen. Und wer weiß, vielleicht können Sie durch Ihr Vorbild sogar jemanden zum Mitlaufen motivieren.

DESHALB ZÄHLT LAUFEN ZU DEN

BESTEN FETTKILLERN

Schon Sebastian Kneipp wusste: „Wer keine Zeit für seine Gesundheit hat, wird eines Tages Zeit haben müssen, krank zu sein." Kaum ein Sport beugt Krankheiten so effektiv vor wie das Laufen. Laufen hilft aber auch, in Form zu bleiben und gut auszusehen. Wer läuft, fühlt sich in seinem Körper wohl und strahlt das auch aus.

Für viele Menschen ist auch Abnehmen ein Motiv, um mit dem Laufen zu beginnen. Wer sein Wunschgewicht erreicht hat und sich in seinem Körper wohlfühlt, ist zufriedener und hat mehr Spaß am Leben.

Wer läuft, hat sich für den genau richtigen Weg entschieden. Entgegen der Meinung vieler (Frauen-)Zeitschriften reicht nämlich eine Ernährungsumstellung allein nicht aus, um sein Wunschgewicht zu erreichen und zu halten. Um nicht in die Jo-Jo-Falle zu tappen, sollten Sie stattdessen auf die Kombination aus ausgewogener Ernährung und Bewegung setzen. Laufen ist eine der effektivsten Sportarten, um Gewicht zu verlieren.

—

SO VIEL VERBRENNEN LÄUFER

TEMPO	ENERGIEVERBRAUCH*		
	60 KG**	70 KG**	80 KG**
8 KM/H	500	560	640
10 KM/H	620	720	820
12 KM/H	740	880	1.000

*) pro 60 Minuten Laufen in Kilokalorien

**) Gewicht des Läufers

—

HOHER KALORIENVERBRAUCH

Bei kaum einer Sportart verbrennen Sie mehr Kalorien. Und der Kalorienverbrauch ist entscheidend, um Gewicht zu verlieren. Nur wenn Sie über einen längeren Zeitraum mehr Kalorien verbrauchen als Sie über die Nahrung zu sich nehmen, nehmen Sie auch ab. Gewichtsverlust ist eine Frage der Energiebilanz – und die ist für Sie am positivsten, wenn sie negativ ist.

—

NACHBRENN-EFFEKT

Doch nicht nur während des Laufens arbeitet die Verbrennungsanlage Ihres Körpers auf Hochtouren. Je nach Intensität Ihres Trainings verbrauchen Sie auch noch Stunden nach dem Sport vermehrt Kalorien, weil der Stoffwechsel Zeit braucht, bis er sich wieder auf sein Ausgangsniveau eingependelt hat. Auf ein Jahr hochgerechnet, kommen durch den sogenannten Nachbrenneffekt bei einem trainingsfleißigen Läufer jede Menge „Bonus-Kalorien" zusammen.

—

MEHR MUSKELN ALS FETT

Laufen ist zwar nicht gerade der optimale Sport, um sich dicke Muskelpakete zuzulegen. Nichtsdestotrotz trainieren und kräftigen Sie mit jedem Lauf vor allem Ihre Beinmuskulatur. Und Muskeln sind regelrechte Energieschleudern. Sie wollen nicht nur trainiert werden, sondern benötigen auch mehr Energie als träges Fettgewebe.

Wie viele Kalorien Sie während des Laufens verbrennen, hängt von mehreren Faktoren ab. Trainingsdauer, -intensität und Körpergewicht sind hierbei nur die wichtigsten Größen. Deswegen sind die Angaben nur als Näherungswerte zu verstehen. Der durchschnittliche Kalorienverbrauch eines 80 Kilogramm schweren Mannes, der vorwiegend sitzend tätig ist, liegt bei rund 2.000 Kilokalorien pro Tag.

BELOHNEN SIE SICH!

—

Wer fleißig trainiert, darf sich hin und wieder etwas gönnen. Ganz ohne schlechtes Gewissen. So wie das Wechselspiel aus An- und Entspannung Sie zu einem besseren Läufer macht, bewirken Belohnungen eine Auflockerung im Trainingsalltag und sorgen für neue Motivation. Vor allem, wenn Sie ein Zwischenziel erreicht haben oder sich trotz widriger Bedingungen nicht vom Training haben abbringen lassen, ist eine (Selbst-)Belohnung angebracht. Aber auch wenn die Motivation gerade brachliegt, kann Ihnen ein neues Paar Laufschuhe, ein neues Shirt, ein leckeres Essen oder ein ausgiebiger Wellnesstag mit Sauna und Massagen einen Schub geben und die Lust am Laufen wieder wecken. Achten Sie aber auf eine gesunde Dosierung: Wird die Belohnung zum Alltag, verliert sie ihre Wirkung.

SO INTEGRIEREN SIE
DAS LAUFEN GANZ EINFACH
IN IHREN ALLTAG

Zwischen Job, Familie und anderen Pflichten ist es manchmal schwierig, einen Termin zum Laufen zu finden – schwierig, aber nicht unmöglich. Hier zeigt sich, ob Sie nicht nur ein Lauf-, sondern auch ein Organisationstalent sind.

Laufen Sie unter der Woche etwas kürzer, und legen Sie Ihre längeren Läufe auf das Wochenende. Samstags oder sonntags stehen Sie nicht so sehr unter Zeitdruck und können den Tag eher nach Ihrem Lauftermin ausrichten. Außerdem haben Sie am Wochenende mehr Zeit, sich nach dem Training zu erholen. Integrieren Sie das Laufen sinnvoll in den Alltag. Wenn Sie sich zum Beispiel morgens gewohnheitsmäßig frische Brötchen und eine Zeitung besorgen, können Sie das genauso gut am Ende eines Laufes machen. Aus dem Haus hätten Sie ohnehin gemusst. So schlagen Sie mehrere Fliegen mit einer Klappe. Wenn Sie einen Hund haben, können Sie ihn zum Laufen mitnehmen. So verbinden Sie das ohnehin nötige Gassigehen mit dem Training.

Nehmen Sie Ihren Partner zum Laufen mit, oder lassen Sie sich von ihm oder Ihren Kindern auf dem Fahrrad oder auf Inlineskates begleiten. Auf diese Weise sind Sie alle aktiv und verbringen Zeit miteinander.

Die wichtigste Maßnahme ist aber, nicht in die Ich-habe-keine-Zeit-Falle zu tappen. Wer diese Ausrede benutzt, empfindet Laufen als lästige Pflicht und (noch) nicht als Mittel zum Ausgleich und zur Entspannung. Wer das Laufen als seine persönliche Insel im Alltag betrachtet, wird den Zeitaufwand nicht als Pflicht betrachten.

REGELMÄSSIGES LAUFEN ...
—
... hilft, das Gewicht zu reduzieren
... reduziert das Risiko einer Arterienverkalkung
... stärkt das Immunsystem
... strafft das Bindegewebe
... beugt Osteoporose vor
... kann Diabetes verhindern und bekämpfen
... hilft bei depressiven Erkrankungen
... hilft in der Krebstherapie

DER LANGEWEILE KEINE CHANCE

Bei allen positiven Facetten des Laufens ist man nicht immer gefeit vor einer gewissen Monotonie. Mit den folgenden Kniffen nehmen Sie der Langeweile den Wind aus den Segeln.

① trainieren Sie mit Freunden, oder schließen Sie sich einem Lauftreff an
② probieren Sie regelmäßig neue Laufstrecken aus
③ scheuen Sie sich nicht vor gelegentlichem Alternativtraining wie Schwimmen oder Radfahren

④ variieren Sie das Tempo
⑤ laufen Sie mit Ihrer Lieblingsmusik im Ohr oder hören Sie Podcasts, Hörspiele oder Radio. Das kann ablenken und/oder beflügeln

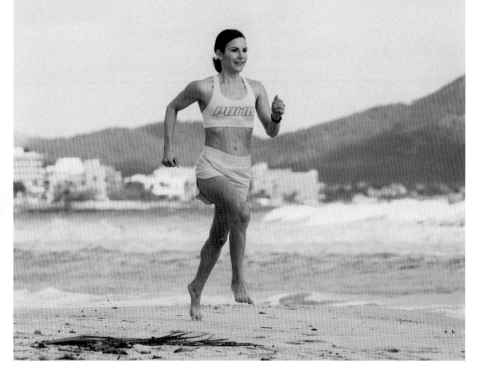

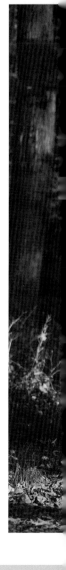

KAPITEL — 2

TRAINING

Wie lang, wie schnell, wie oft? Das sind die zentralen Fragen, die es zu beantworten gilt, wenn Sie durchs Laufen schneller, ausdauernder, fitter, gesünder und ausgeglichener werden wollen.

Sabrina Mockenhaupt

—

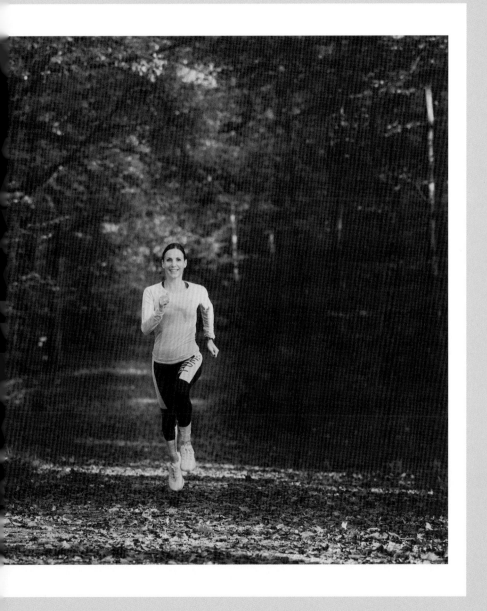

DAS GROSSE FITNESS-LAUFBUCH TRAINING

ÜBER IHR TRAINING &

DAS „HEINER-PRINZIP"

Auf die Frage, welches Training, meine Erfolge ermöglicht hat, habe ich eine einfache Antwort parat. Es war das „Heiner-Prinzip". Mein Erfolgs-Coach Heinz „Heiner" Weber war überzeugt vom Tempowechseltraining, das sich allerdings nur für ambitionierte Läufer auf Bestzeitenjagd eignet. Damit wurde es für mich möglich, dass ich in acht aufeinanderfolgenden Jahre die 10.000 Meter auf der Bahn immer schneller als 32 Minuten gelaufen bin. Dabei waren meine Ausdauer und vor allem meine wettkampfspezifische Tempohärte meine besten Waffen, um schnelle Rennen abzuliefern und zu gewinnen.

Aber was zeichnet dieses Tempowechseltraining nach dem Prinzip des Heinz Weber aus? Eigentlich ist es ganz einfach: Man läuft auf der Bahn ein definiertes, zügiges Grundtempo und erhöht dann immer wieder das Tempo für eine oder mehrere Runden in einen Bereich, der schneller als das mögliche Renntempo über 10.000 Meter ist. Je nach Form und Trainingsstand variiert dieses Tempo allerdings. Deshalb ist es exakter, davon zu sprechen, dass die schnellen Abschnitte in einem Tempo gelaufen werden, das schneller ist als jene Geschwindigkeit, bei der die von der Muskulatur benötigte Energie noch mit Hilfe des von der Lunge aufgenommenen Sauerstoff erzeugt werden kann.

Um das zu verstehen, ist ein kurzer Ausflug in den Energiestoffwechsel des Menschen nötig: Man spricht von aerober Energiegwinnung, wenn Kohlenhydrate (und Fette) in den Muskelzellen unter Einsatz von Sauerstoff verarbeitet werden, ohne dass Abfallprodukte (Laktat) entstehen, die sich im Muskel anhäufen, ihn übersäuern lassen und schließlich zum Abbruch der Belastung führen. Denn die Muskelzellen sind auch in der Lage, in kurzer Zeit sehr viel Energie für ein hohes Lauftempo zur Verfügung zu stellen, ohne dass ausreichend Sauerstoff vorhanden ist. Dann spricht man von anaerober Energiegewinnung.

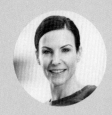

IM GRÜNEN BEREICH SCHNELL LAUFEN

Das Ziel eines jeden Lauftrainings, mit dem man schneller werden will, ist es, jenes Tempo zu erhöhen, das gelaufen werden kann, ohne den Stoffwechsel in den anaeroben Bereich zu treiben. Damit das gelingt, sind aber Läufe nötig, bei denen die Muskulatur eine Zeitlang leicht in den anaeroben Bereich wechseln muss. Das ist der Reiz, auf den der Körper mit Leistungsverbesserung reagiert, indem er seine Strukturen (Lunge, Blutkreislauf, Muskelzellen) so umbaut, dass nach einer angemessen Erholungszeit ein höheres Tempo im aeroben Bereich gelaufen werden kann.

So weit, so bekannt unter Leistungssportlern und ihren Trainern. Nun gibt es aber jede Menge Möglichkeiten und Trainingsprogramme, das zu realisieren. Beispielsweise Intervalltrai-

ning, bei dem man zehn bis fünfzehnmal 400 Meter in hohem Tempo läuft und dazwischen 200 Meter ganz langsam trabt.

Heinz Weber hält davon nicht viel. Sein Ziel war es immer, mein Tempo an der anaeroben Schwelle – dem Punkt, an dem die Muskulatur von der aeroben in die anaerobe Energiegewinnung umschaltet – zu erhöhen und es mir gleichzeitig zu ermöglichen, lange ein hohes Tempo zu vertragen und am Schluss noch Kräfte für einen Endspurt zu haben. Und sein Mittel der Wahl waren keine Intervalle mit Trabpausen, sondern ein zügiger Dauerlauf auf der Bahn, in den auf Zuruf immer wieder schnelle Runden eingebaut wurden, die ich in einem Tempo gelaufen bin, das an oder über meiner anaeroben Schwelle lag.

AUCH AUF DAS GEFÜHL KOMMT ES AN

Um so zu trainieren, muss

»

AUSDAUER UND TEMPOHÄRTE WAREN MEINE WAFFEN. ICH HABE SIE MIR MIT HARTEM TRAINING ERARBEITET

ÜBER IHR TRAINING &

DAS „HEINER-PRINZIP"

man natürlich zunächst mal wissen, bei welchem Lauftempo die eigene anaerobe Schwelle eigentlich liegt. Deshalb habe ich zweimal jährlich eine Leistungsdiagnostik absolviert, nach der ich meine Werte genau kannte. Aufgrund dieses Wissens fing ich dann beim Tempotraining erst einmal an, meine Runden in einer Pace von 3:45 Minuten pro Kilometer zu drehen. Nach ein paar Runden sah Heiner, ob ich gut drauf war oder nicht. Denn beim Training spielen neben den objektiven Werten auch immer die Tagesform und das Gefühl eine große Rolle. Sah es locker und flüssig oder eher gequält aus? Mein Coach stellte sich extrem auf mich ein. Das Training lief zwar nach einem grundlegenden Plan, aber wie genau es aussah, war abhängig von meiner Tagesform. Denn Heinz Weber wusste: Nur wenn der Körper bereit ist, Reize zu empfangen, können diese auch wirken.

Konkret sah so ein Tempo-training dann so was: Wenn meine anaerobe Schwelle beispielsweise bei einer Pace von 3:20 Minuten pro Kilometer lag, so begann das Training in einer 3:45er-Pace, was 88 bis 90 Sekunden pro 400-Meter-Runde entspricht. Nach einigen Runden zum Warmwerden, wurde es immer schneller, bis schließlich zwei Runden im 3:20er-Tempo folgten, was 80 Sekunden pro Runde entspricht. Anschließend rief mir Heiner zu, jetzt noch eine oder zwei Runden in noch höherem Tempo. Dann lief ich also meine Runden in 78 oder – wenn ich gut drauf war – sogar in 72 Sekunden.

—

AM WICHTIGSTEN: AUCH IN DEN PAUSEN ZÜGIG LAUFEN

Und dann folgte: Keine Pause, sondern Weiterlaufen im Grundtempo, was ja eine 3:45er-Pace war. In diesem Stil lief ich dann insgesamt 14 bis 16 Kilometer auf der Bahn, also bis zu 40 Runden. Und die letzten Runden waren immer die schnellsten. Je nach Tagesform rannte ich am Ende zwischen 1200 und 2000 Meter so schnell, wie mein Körper es hergab. In der Vorbereitung auf die Olympischen Spiele in Peking 2008 bin ich bei so einem Training mal die letzten 2000 Meter in 6:14 Minuten gelaufen. Da wusste ich: Wow, du bist in Form.

Das Grundprinzip dieses Trainings ist, dass sich der Körper eine ganze Stunde lang nie wirklich erholt. Der Puls bleibt immer oben, das Training ist sehr nah an der Wettkampfbelastung. Im Rennen gibt es ja auch keine Trabpausen. Gerade auch mental ist diese Trainingsform der Wahnsinn. Wer läuft schon gerne 40 Runden am Stück und weiß nicht, was in der nächsten Runde auf ihn zukommt? Aber: Genau davon habe ich dann im Rennen profitiert und hatte in den meisten Situationen eine Antwort parat.

»
—————

NUR WENN DER
KÖRPER BEREIT
IST, REIZE ZU
EMPFANGEN,
IST TRAINING
WIRKSAM

—

DEN ENDSPURT
SCHULEN

Und auch den Endspurt habe ich im Rahmen dieser Tempo-
wechselläufe trainiert: Ab und zu gab es am Ende der 14
oder 16 Kilometer noch einen Tempolauf von 700 Metern.
Dabei musste ich die ersten 400 Meter in einem 3:30er-
oder 3:40er-Tempo absolvieren. Und dann hieß es: Vollgas.
In meinen besten Zeiten bin ich diese letzten 300 Meter in
45 Sekunden gelaufen.

Der einzige Nachteil an dieser Trainingsform ist für Top-
Läufer, dass man sich das ganze Jahr über auf einem hohen
Niveau befindet, sein Training aber nicht so timen kann,
dass man sich beim Höhepunkt in absoluter Top-Form befindet.

Dieses Training habe ich zweimal pro Woche absolviert.
Es war jedes Mal so hart, dass die Dauerläufe an den da-
zwischenliegenden Tagen natürlich nicht so schnell wie bei
anderen Athleten waren. Ich hörte in mich hinein und sammelte viele ruhige Kilometer. So bin ich jahrelang gesund
auf Top-Niveau gelaufen. Meine Verletzungssorgen began-
nen erst, als ich angefangen habe, auf andere und nicht auf
mich zu hören.

Aber auch wenn sein Tempowechseltraining schon sehr spe-
zifisch war – Heinz Weber hat großen Wert auf die Teilnahme an zahlreichen Wettkämpfen gelegt. Wettkämpfe waren
für mich das beste Training und durch sie habe ich mich
immer noch viel weiter entwickelt, als wenn ich nur trainiert
hätte. Im Training habe ich meine Basis auf hohem Niveau
gelegt und die Wettkämpfe sorgten für den letzten Kick. Ich
gehöre bis heute eher zu den Wettkämpfern als zu den Trai-
ningsweltmeistern.

ÜBER IHR TRAINING &

DAS „HEINER-PRINZIP"

—

TOLLE VARIANTEN FÜR
ALLE LÄUFER MIT AMBITIONEN

Das Training nach dem „Heiner-Prinzip" lässt sich auch wunderbar variieren und an die eigenen Bedürfnisse anpassen. Ein Lieblingsprogramm von mir ist bis heute der 1000er-Tempowechsel. Dabei laufe ich immer abwechselnd 1000 Meter sehr schnell und 1000 Meter etwas langsamer. Die schnellen Kilometer absolviere ich in der angestrebten Renngeschwindigkeit oder bis zu 10 Sekunden schneller. Die „ruhigen" Kilometer sind dann 20 bis 30 Sekunden langsamer. Fünfmal einen Kilometer schnell und dazwischen jeweils einen Kilometer ruhiger sind ein tolles Programm für alle, die sich über zehn-Kilometer verbessern wollen. Ein Läufer, der die 50-Minuten-Grenze anpeilt, läuft dabei fünf mal einen Kilometer in einer 5:00er-Pace und dazwischen jeweils einen in 5:30. Das ist ziemlich hart, aber wer das ein paarmal im Training geschafft hat, kann sich ziemlich sicher sein, sein Ziel auch im Wettkampf zu realisieren. Eine weitere schöne Variante des Tempowechseltrainings ist es, zunächst 1000 Meter im zügigen Grundtempo und dann 1000 Meter schnell zu laufen. Anschließend folgen 500 Meter im Grundtempo und dann 500 Meter, die in einem höheren Tempo als die schnellen 1000 Meter gelaufen werden. Und dann geht das Ganze mit 1000 Metern im Grundtempo wieder von vorn los. Wer das ganze viermal wiederholt, hat schon 12 abwechslungsreiche Kilometer auf der Uhr. Und dieses Programm lässt sich mit einer GPS-Uhr ganz einfach auf jeder Dauerlaufstrecke realisieren. Das Training vergeht schnell, ich kühle in den Pausen nicht aus, die Muskeln bleiben immer auf Betriebstemperatur und ich kann ganz schön meine Schmerz- und Belastungsgrenze verschieben.

Aber – und das ist mir auch wichtig – bei allem, was ich den Tempowechselläufen zu verdanken habe: Wenn Training langfristig wirken soll, darf man seinen Körper nicht immer den

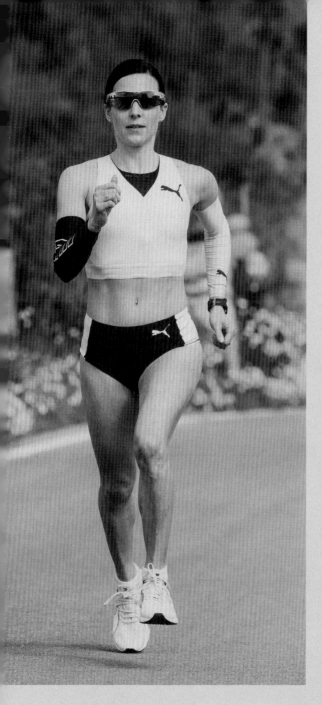

gleichen Reizen aussetzen. Deshalb haben auch der Tempodauerlauf oder das klassische Intervalltraining ihre Berechtigung. Wenn ich beispielsweise etwas für mehr Speed machen will, dann absolviere ich nach einem ruhigen Dauerlauf gern 10 mal 200 Meter mit 200 Meter Trabpause. Dies ist aber nie eine Haupteinheit, sondern das i-Tüpfelchen auf dem Dauerlauf.

—

LAUFTRAINING IST VIEL MEHR ALS LAUFEN

Und Lauftraining ist immer viel mehr als nur Laufen. Wichtig ist ein ordentliches Warm-Up, gerade auch zur Verletzungsprophylaxe, ein starker Rumpf, Stretching, aktive und passive Regeneration und auch mal alternative Ausdauersportarten wie Radfahren, Schwimmen, Aquajogging oder im Winter Skilanglauf. Auf den folgenden Seiten finden Sie jede Menge Infos und Tipps zu all' diesen Themen.

SO SCHAFFEN SIE DEN EINSTIEG.

Bevor Sie ins Training einsteigen, sollten Sie sich überlegen, was Sie mit dem Laufen erreichen wollen. Die Ziele, die mit dem Laufen angestrebt werden, sind so unterschiedlich wie die Läufer selbst: Abnehmen, etwas für die Gesundheit tun, die Natur erleben, Gemeinschaft mit Gleichgesinnten, Bestzeiten auf den Strecken von fünf Kilometer bis Marathon, Ausgleich zum stressigen Job. Was wollen Sie? Wenn Sie Ihr Ziel kennen, können Sie sich leicht einen individuellen Leitfaden für Ihr Training zusammenstellen. Das muss nicht unbedingt der ausgeklügelte Plan sein, der Ihnen Tag für Tag, Woche für Woche und Monat für Monat vorgibt, was zu tun ist. Wenn Sie sich beim Sport vom Alltag lösen wollen, kann es sogar besser sein, spontan zu laufen. Wenn Sie allerdings einen Marathon anpeilen, sollten Sie schon über mehrere Monate nach Plan trainieren.

In allen Fällen lohnt es aber, die grundsätzlichen Prinzipien zu kennen, nach denen Training funktioniert. Mit diesem Grundwissen können Sie Ihr Laufleben so planen, dass Sie Ihre Ziele erreichen. Und dafür ist kein Studium nötig, niemand sollte etwas so Einfaches wie Laufen komplizierter machen, als es ist.

Manche rennen einfach los und schaffen auf Anhieb eine halbe Stunde am Stück. Das sind Menschen, die bisher zwar keine Läufer waren, aber Sportler. Fußball, Tennis, Basketball, Fitnesstraining von Aerobic über Dance bis Spinning – wenn Sie mit diesen Sportarten schon fit geworden sind, können Sie den nächsten Abschnitt getrost überspringen.

BEIM ARZT AN DIE LEISTUNGSGRENZE GEHEN

—

Wenn Sie mit dem Laufen beginnen wollen und vorher jahrelang keinen Sport getrieben haben, sollten Sie sich gründlich untersuchen lassen, bevor Sie die Laufschuhe zum ersten Mal schnüren. Am besten von einem Sportmediziner. Achten Sie vor allem darauf, dass ein Belastungs-EKG durchgeführt wird, das Sie bis an Ihre individuelle, körperliche Leistungsgrenze führt. Denn nur in diesem Grenzbereich wird Ihr Arzt mögliche Erkrankungen und Risikofaktoren entdecken, die beim Laufen Ihre Gesundheit gefährden können.

—

GEDULD HABEN UND GEHPAUSEN KÜRZEN

Laufen Sie einfach los. Irgendwann werden Sie merken, dass Sie ins Schnaufen kommen und Ihnen die Schritte schwerer fallen. Viele geben an dieser Stelle auf und reden sich ein, das Laufen sei eben nichts für sie. Dabei ist es völlig normal und

»
————————

ES LOHNT SICH
IMMER, DIE
GRUNDLEGENDEN
PRINZIPIEN ZU
KENNEN, NACH
DENEN TRAINING
FUNKTIONIERT

in Ordnung, dass Sie nicht gleich von null auf zehn Kilometer beschleunigen können. Akzeptieren Sie, dass gerade am Anfang viel Geduld nötig ist. Wenn Sie nicht mehr laufen können, gehen Sie eben zügig weiter. So lange, bis Sie wieder Luft haben und erneut ein Stück laufen wollen und können. Wenn's nicht mehr läuft, gehen Sie wieder. Im Wechsel zwischen Laufen und Gehen ist eine halbe Stunde viel schneller vorbei als Sie denken, und der erste Schritt auf dem Weg zum Läufer gemacht. Beachten Sie aber, dass Sie mindestens 30 Minuten trainieren müssen, um in den Genuss der positiven Effekte von Ausdauertraining zu kommen. In den nächsten Wochen verkürzen Sie die Gehpausen systematisch und verlängern die Laufabschnitte und die Gesamtdistanz. Schon nach vier Wochen können Sie es schaffen, 30 Minuten am Stück zu laufen. Der erste Schritt in Ihr neues Laufleben ist gemacht.

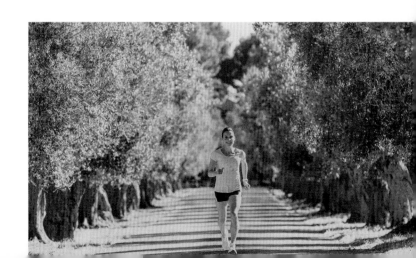

DAS RICHTIGE TEMPO FINDEN

WORAN SIE JETZT NOCH NICHT DENKEN MÜSSEN

—

In welchem Rhythmus soll ich atmen? Wie halte ich die Arme am besten? Setze ich den Fuß mit der Ferse oder der Spitze auf? Wie hoch hebe ich die Knie? Soll ich auf Asphalt oder Waldboden laufen? Einsteiger können sich mit tausend Fragen belasten und von noch mehr Antworten verwirren lassen. Besser ist es, zunächst nur darauf zu achten, sich regelmäßig zu bewegen. An den Feinheiten können Sie feilen, wenn Sie sich eine gewisse Grundfitness erarbeitet haben.

Bei Ihren ersten Schritten sollten Sie sich nicht zu viele Gedanken um die Geschwindigkeit machen. Laufen Sie so, dass Sie ein bisschen schneller sind als beim zügigen Gehen. Das reicht für den Anfang. Wenn Sie den Einstieg geschafft haben, sollten Sie sich an Ihrem Puls orientieren. Am einfachsten ist das mit einem Trainingscomputer, der die Strecke aufzeichnet und dabei Laufzeit, Puls und Geschwindigkeit misst. Sobald das Laufen zum Bestandteil Ihres Lebens geworden ist, sollten Sie sich so ein Teil zulegen. Wie hoch Ihr Puls beim Training sein soll, hängt davon ab, wie schnell Ihr Herz maximal pumpen kann. Unter 20-Jährige erreichen oft Werte von über 200 Schlägen pro Minute, mit dem Lebensalter nimmt die sogenannte maximale Herzfrequenz ab. Theoretisch liegt der ideale Trainingsbereich für Anfänger bei 60 bis 75 Prozent des individuellen Maximalpulses. Um aber nach dieser Regel zu trainieren, müssten Sie zunächst in einem aufwendigen und sehr anstrengenden Test Ihren Maximalpuls ermitteln. Es geht aber auch einfacher: Wenn Ihr Herz beim Laufen zwischen 120- und 160-mal pro Minute schlägt und Sie sich noch unterhalten können, machen Sie nicht viel verkehrt. Frauen können noch mal zehn Herzschläge draufpacken.

Nach Ihren ersten Laufwochen werden Sie merken, wie sich Ihr Körper verändert. Sie fühlen sich leichter, sind ausgeglichener, schlafen besser, achten mehr auf Ihre Ernährung, Ihr Körper gehört endlich wieder zu Ihnen. Für Einsteiger geht es zunächst darum, die Strecke zu verlängern, die ohne Pause gelaufen werden kann. Steigern Sie zunächst von Lauf zu Lauf die Streckenlänge, bis Sie merken, dass Sie ohne Probleme eine Stunde laufen können. Im nächsten Schritt können Sie daran gehen, kürzere Strecken in höherem Tempo zu laufen.

10 GOLDENE REGELN
FÜR DEN EINSTIEG
—

1 »
FREUEN SIE
SICH AUF JEDEN
LAUF, UND
GENIESSEN SIE
JEDE SEKUNDE

2 »
SPEICHERN SIE
ALLE SCHÖNEN
MOMENTE BEIM
LAUFEN AB FÜR
„HARTE" ZEITEN

3 »
LASSEN SIE
IHREN EHRGEIZ
ZUHAUSE.
UNTERHALTEN
SIE SICH LIEBER
MIT MIT-
LÄUFERN

4 »
BETRACHTEN
SIE JEDE LAUF-
EINHEIT ALS
ZEIT FÜR SICH
SELBST UND ALS
INVESTITION
IN IHRE
GESUNDHEIT

5 »
HOLEN SIE
SICH UNTER-
STÜTZUNG

6 »
GENIESSEN
SIE DIE ANER-
KENNUNG

7 »
BELOHNEN
SIE SICH FÜR
ERFOLGE

8 »
TRÄUME SIND
UNSER ANTRIEB.
ALSO HABEN SIE
VISIONEN!

9 »
LAUFEN SIE NUR
SO SCHNELL,
WIE ES SPASS
MACHT. IHR PULS
SOLLTE BEI 120
BIS 160 SCHLÄ-
GEN PRO MINUTE
LIEGEN

10 »
BLEIBEN SIE
REALISTISCH

BESSER WERDEN MIT

STRUKTURIERTEM LAUFTRAINING

Warum verbessern wir uns eigentlich, wenn wir regelmäßig laufen? Wer diese Frage beantworten kann, dem fällt es leicht, bald noch effektiver zu trainieren. Denn er weiß, welche grundlegenden Prinzipien beim Training zu beachten sind.

—

SUPERKOMPENSATION

Unser Körper ist auf effektives Training programmiert. Stellen Sie sich vor, wie Sie sich nach einem Dauerlauf fühlen: Die Belastung hat Ihrem Organismus Energie entzogen. Muskulatur, Gelenke, Sehnen, Bänder und auch Ihr Kopf sind beansprucht. Die Folge: Müdigkeit. Unmittelbar nach diesem Lauf ist Ihr Körper weniger leistungsfähig als zuvor. Das registrieren alle biologischen Systeme und beginnen mit dem Wiederaufbau der belasteten Strukturen, um möglichst schnell wieder leistungsfähig und für neue Belastungen gewappnet zu sein. Die Energiespeicher in Muskulatur und Leber werden wieder aufgefüllt, geschädigte Strukturen in Muskeln, Sehnen und Gelenken repariert. Gehirn und Psyche nutzen die Ruhephase nach einer Belastung, um neue Leistungsbereitschaft aufzubauen. Dabei stellt Ihr Körper nicht bloß das Ausgangsniveau vor einer Belastung wieder her, sondern geht noch einen Schritt weiter: Stärkere Strukturen als zuvor werden aufgebaut. So stellt der Organismus sicher, auf eine erneute Belastung besser vorbereitet zu sein. Erst wenn diese Superkompensation abgeschlossen ist, sollten Sie einen neuen Trainingsreiz setzen, mit dem der komplette Prozess erneut in Gang gesetzt wird. So kommt es schließlich zu einem messbaren Zuwachs an Leistungsfähigkeit. Bleibt dieser Reiz aus, kehrt Ihre Leistungsfähigkeit zum Ausgangsniveau zurück.

»

ERST IN DER RUHEPHASE NACH EINER BELASTUNG WIRD NEUE LEISTUNGS-BEREITSCHAFT AUFGEBAUT

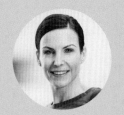

MEIN TIPP

SABRINA MOCKENHAUPT:
SO ATMEN SIE RICHTIG

Was ist der richtige Atemrhythmus? Soll ich durch die Nase ein- und durch den Mund ausatmen? Oder umgekehrt? Fragen nach der richtigen Atemtechnik beschäftigen gerade am Anfang viele Läufer. Dabei ist es sehr einfach: Unser Körper arbeitet energiesparend – wir müssen ihn nur lassen. Wer versucht, seinen Atemrhythmus beim Laufen zu beeinflussen, arbeitet gegen die Natur. Beim Yoga oder autogenen Training kann man mit der Atmung arbeiten, beim Laufen atmet man ein und aus. Nicht mehr und nicht weniger.

Mit dem Ausatmen gibt man Kohlendioxid ab, beim Einatmen nimmt man Sauerstoff auf. Der dem individuellen Tempo angepasste Atemrhythmus stellt sich von selbst ein. Der Körper passt die Atmung an die aktuelle Leistung des Stoffwechsels an. Ausschlaggebend dafür ist nicht der Sauerstoffbedarf, sondern die Menge des Kohlendioxids, das bei der Verbrennung von Sauerstoff, Kohlenhydraten und Fetten in den Muskelzellen entsteht und von dort mit dem Blut übers Herz zur Lunge transportiert wird.

Dort gelangt es aus dem Blut in die Atemluft und verlässt über Luftröhre, Nase und Mund den Körper. In der Halsschlagader befinden sich Rezeptoren, die messen, wie viel Kohlendioxid im Blut enthalten ist. Steigt die Kohlendioxid-Konzentration, wird das ans Gehirn gemeldet, was Ihren Körper automatisch veranlasst, die Atemfrequenz zu steigern. Das alles geschieht völlig unbewusst. Läufer müssen keinen Gedanken daran verschwenden.

Steuern lässt sich allerdings, ob man durch den Mund oder die Nase atmet. Beides hat Vor- und Nachteile. Durch den leicht geöffneten Mund bekommt man im gleichen Zeitraum viel mehr Luft als durch die Nase. Durch den Mund zu atmen, ist effektiver. Durch die Nase gelangt die Luft allerdings vorgereinigt und angewärmt in die Atemwege. Deshalb läuft man langsam und atmet durch die Nase, wenn's im Winter sehr kalt ist.

SCHNELLER ERHOLT NACH DEM TRAINING: DAS KÖNNEN SIE TUN, UM BALD WIEDER FIT ZU SEIN

»

DIE INTENSIVSTE FORM DER REGENERATION IST UND BLEIBT DER SCHLAF

Die schlechte Nachricht vorweg: Es gibt keine Tricks, mit denen Sie schneller regenerieren. Nach der Belastung braucht Ihr Körper eben Zeit, um alle Strukturen wiederherzustellen. Die gute Nachricht: Sie können viel dafür tun, dass die Regenerationsphase nicht länger dauert als unbedingt nötig. Zu wenig Schlaf, zu viel Alkohol und Stress – diese Regenerationskiller gilt es zu meiden. Die intensivste Form der Regeneration ist: schlafen. Studien haben gezeigt, dass mit der Trainingsdauer und -intensität das Schlafbedürfnis wächst.

Achten Sie deshalb unbedingt darauf, dass Sie Ihre individuelle Menge an Schlaf bekommen. Individuell deshalb, weil nicht alle Menschen gleich viel Schlaf benötigen. Allerdings: Wer behauptet, regelmäßig mit weniger als sechs Stunden Schlaf täglich auszukommen und ein guter Läufer zu sein, betrügt sich selbst. Sechs Stunden pro Nacht gelten bei Wissenschaftlern als absolute Untergrenze. Für die Regeneration als ideal haben sich sieben bis neun Stunden Nachtschlaf erwiesen. Dabei benötigen Frauen mehr Schlaf als Männer.

Beim Regenerieren hilft außerdem alles, was Körper, Geist und Seele entspannt: baden, Sauna, ein Abendspaziergang, ein gutes Buch. Probieren Sie doch mal Techniken wie autogenes Training, Yoga, progressive Muskelentspannung oder Atemtechniken. Vielleicht ist für Sie was dabei. Nur auf eines sollten Sie verzichten – aufs Laufen. Es hilft den meisten nicht bei der Erholung vom Laufen. Jeder neue Lauf stellt eine weitere Belastung dar. Die sogenannten „Regenerationsläufe" sind Spitzen-Athleten vorbehalten, die bei langsamem Tempo tatsächlich regenerieren. Wenn Sie in der Regenerationsphase weiter an Ihrer Ausdauer feilen wollen, sollten Sie auf Sportarten umsteigen,

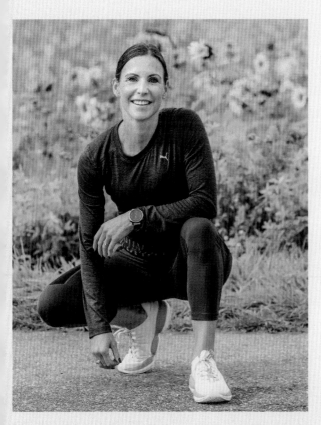

»
_____

BEIM LAUFEN REGENERIEREN? DAS GELINGT NUR LÄUFERN DER ABSOLUTEN SPITZENKLASSE

die Ihren Körper anders fordern als das Laufen und bei denen Ihre Beine möglichst nicht Ihr ganzes Körpergewicht tragen müssen. Besonders empfehlenswert sind Schwimmen, Radfahren und Aqua-jogging, ohne sich dabei zu verausgaben.

BESSER WERDEN MIT
STRUKTURIERTEM LAUFTRAINING

»

ERHOLUNG
IST GENAUSO
WICHTIG WIE
TRAINING

Kommt der Reiz zu früh, überfordern Sie Ihren Körper, werden immer müder und weniger leistungsfähig. Das Geheimnis des Trainings besteht also darin, die richtigen Reize in den richtigen Abständen zu setzen.

—

REGENERATION

Superkompensation ist nur möglich, wenn Sie Ihrem Körper nach einer Belastung genügend Zeit geben, um die angeschlagenen Strukturen zu reparieren. Deshalb ist Erholung genauso wichtig wie das Training selbst. Wann Sie regeneriert sind, hängt vor allem davon ab, wie lange und intensiv die Belastung war und wie gut Sie trainiert sind. Nach einem Marathonlauf kann es mehrere Wochen dauern, bis sich die Erholung einstellt. Von einem lockeren Dauerlauf über 60 Minuten erholen sich gut trainierte Läufer binnen zwölf Stunden, Laufeinsteiger brauchen danach oft zwei Tage Pause, während ein halbstündiger Lauf durchaus jeden Tag auf dem Programm stehen kann.

In den ersten zehn Stunden nach dem Training werden im Organismus die verbrauchten Substanzen ersetzt. Kohlenhydratspeicher werden gefüllt, Enzyme und Proteine wieder aufgebaut. Das gelingt nur, wenn Sie Ihren Körper dabei mit einer kohlenhydrat- und eiweißreichen Ernährung unterstützen. Nach extrem anstrengenden Belastungen dauert es zwei bis drei Tage, bis die Kohlenhydratspeicher wieder komplett gefüllt sind. Viel länger brauchen die aus Eiweißen aufgebauten Strukturen: Bis angeschlagene Muskelzellen, Sehnen, Bänder und Gelenke nach einem Marathon wiederhergestellt sind, können zwei bis drei Wochen vergehen.

Nach kürzeren und weniger intensiven Belastungen erholen Sie sich natürlich viel schneller, sodass Sie je nach Trainingszustand und läuferischen Zielen durchaus mehrmals in der Woche oder sogar täglich trainieren können.

Erfahrene Läufer haben ein Gefühl dafür, wann sie erholt sind. Sie horchen in ihren Körper und wissen, ob sie wieder bereit für anstrengendes Training sind oder noch Pause brauchen. Sie können sich aber auch nach unseren Trainingsplänen ab Seite 202 richten. Sie sind so aufgebaut, dass immer genügend Zeit zur Regeneration bleibt. Achten Sie aber bitte darauf, dass Sie die Abstände zwischen den einzelnen Einheiten wirklich einhalten. Aufgrund der Gesetzmäßigkeiten von Superkompensation und Regeneration ist es eben nicht das Gleiche, ob man 40 Kilometer pro Woche am Samstag und Sonntag läuft, oder ob man sie auf Montag, Mittwoch, Freitag und Sonntag verteilt.

—
PERIODISIERUNG

Das Verhältnis von Belastung und Erholung ist entscheidend für den Erfolg Ihres Trainings. Das gilt nicht nur für die Dauer der Regenerationsphase nach einem einzelnen Lauf, sondern auch für längere Zeiträume. Periodisierung ergibt für alle Sinn, egal, ob Einsteiger oder Wettkampfsportler. Gemeint ist damit, dass auf eine Phase mit anstrengenderem Training immer eine mit deutlich geringerer Belastung folgt, in der Sie sich Ruhe und Erholung gönnen. Viele Trainingspläne folgen beispielsweise dem bewährten Prinzip, über drei Wochen Umfang oder Intensität zu steigern, danach wird eine Woche mit deutlich weniger Sport eingeschoben.

—
AUFS HERZ HÖREN

Wer ein besserer Läufer werden will, sollte sein Training nicht nur nach den Gesetzmäßigkeiten von Superkompensation, Regeneration und Periodisierung planen und durchziehen, sondern auch kontrollieren. Alles, was Sie dafür brauchen, ist eine Laufuhr, die neben der Laufzeit auch

»

AUF EINE ANSTRENGENDE PHASE **FOLGT IMMER EINE MIT DEUTLICH REDUZIERTER BELASTUNG**

BESSER WERDEN MIT
STRUKTURIERTEM LAUFTRAINING

»

___

WER NACH PULS TRAINIE-REN WILL, MUSS DIE ZAHLEN ZUR HERZFREQUENZ INTERPRETIEREN KÖNNEN

Ihren Puls messen kann. Denn die Herzfrequenz ist die entscheidende Größe, mit der Ihr Körper Ihnen mitteilt, ob Sie im richtigen Tempo laufen.

Schon einfache Modelle messen Ihren Puls fast in Echtzeit. Allerdings sollten Sie die Zahlen interpretieren können, die Ihre Pulsuhr am Handgelenk anzeigt. Denn ihre Bedeutung kann individuell ganz unterschiedlich sein. Während die eine bei 150 Herzschlägen pro Minute noch ganz locker trabt, läuft der andere mit der gleichen Herzfrequenz kurz vor dem Eintritt in den roten Bereich.

Um von der Uhr abzulesen, wie intensiv Sie sich gerade belasten, müssen Sie wissen, mit wie vielen Schlägen pro Minute Ihr Herz maximal pumpen kann. Denn aus dem Verhältnis Ihrer individuellen maximalen Herzfrequenz zu Ihrem aktuellen Pulswert beim Training wird der Grad Ihrer Belastung bestimmt.

Eine Beispielrechnung: Sollte Ihre maximale Herzfrequenz bei 180 Schlägen pro Minute liegen, und Ihr Pulsmesser zeigt beim Dauerlauf 126 an, belasten Sie sich mit ziemlich genau 70 Prozent dessen, was Sie maximal leisten können. Das halten Sie ziemlich lange durch und fühlen sich dabei nicht besonders angestrengt – wir nennen das Dauerlauf 1 (DL1) und meinen damit den Trainingsbereich, in dem Läufer den Großteil ihres Trainings absolvieren sollten.

EXTRA

SO ERMITTELN SIE IHRE
MAXIMALE HERZFREQUENZ

Die maximale Herzfrequenz ist die Anzahl der Herzschläge pro Minute, die ein Mensch bei größtmöglicher Anstrengung erreichen kann. Dieser Maximalpuls ist ein sehr individueller Wert und hängt von Faktoren wie Alter, körperlicher Verfassung, Trainingszustand aber auch Veranlagung ab.

Um Ihr Training anhand von Pulswerten kontrollieren zu können, sollten Sie Ihre maximale Herzfrequenz kennen. Zu deren Ermittlung taugen gängige Faustformeln wie „220 minus Lebensalter" nur wenig. Der verlässlichste Weg, herauszufinden, wie schnell Ihr Herz maximal schlagen kann, ist ein kurzer, aber extrem anstrengender Lauf, der Gesundheit voraussetzt. Lassen Sie sich also im Zweifel vom Arzt durchchecken, bevor Sie sich diesem Test unterziehen. Laufen Sie sich mindestens zehn Minuten locker warm, und steigern Sie dann jede Minute Ihr Tempo so weit, dass Ihre Herzfrequenz jedes Mal um ungefähr zehn Schläge ansteigt. Wenn Sie sich nicht mehr weiter steigern können und Beine und Arme immer schwerer werden, versuchen Sie noch einen 20 Sekunden langen Endspurt. Danach sollten Sie auf Ihrer Pulsuhr Ihre maximale Herzfrequenz ablesen können, an der Sie sich bei der Kontrolle Ihres Trainings künftig orientieren können.

Viele Herzfrequenzmesser verfügen über die Funktion, den Maximalwert innerhalb einer Trainingseinheit nach deren Ende anzuzeigen. Bei Modellen, bei denen die Herzfrequenz über einen Brustgurt gemessen wird, sollten Sie sich allerdings auf diese Funktion besser nicht verlassen. Oft messen diese Uhren zu Beginn einer Trainingseinheit sehr hohe Werte – meist über 200. Grund können externe Störquellen sein. Sogar zwei aufeinander reibende Bekleidungsschichten aus Funktionsfasern können eine kurzzeitige Störung hervorrufen. Diese Störungen erledigen sich, wenn die Funktionskleidung nass wird. Deshalb ist es in diesem Fall besser, den Wert während der Belastung oder sofort nach Belastungsabbruch abzulesen. Mit der moderneren Pulsmessung am Handgelenk wird der Maximalpuls leider auch noch nicht bei allen Läufern verlässlich angezeigt.

»
————

STEIGERUNGS-LAUF BIS ZUM INDIVIDUELLEN MAXIMALPULS

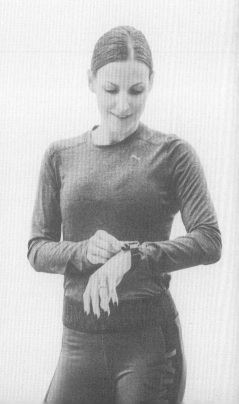

BESSER WERDEN MIT
STRUKTURIERTEM LAUFTRAINING

»
_____

WER AUF BEST-LEISTUNGEN SCHIELT,

MUSS AUCH IM TRAINING SCHON MAL SCHNELL LAUFEN

—

DIE GRUNDLAGE IST DAS WICHTIGSTE

Den Großteil Ihres Lauftrainings sollten Sie in einem Tempo absolvieren, bei dem Ihr Puls 70 bis 80 Prozent Ihrer maximalen Herzfrequenz erreicht. Damit legen Sie den Grundstein für das Erreichen fast aller Ziele, die sich Läufer stecken können. Wer auf Bestleistungen schielt, würzt dieses Training ein- bis zweimal in der Woche mit schnelleren und anstrengenden Läufen.

Unterhalb jener 70 Prozent Ihrer maximalen Herzfrequenz erzielen erfahrene Läufer keinen besonders großen Trainingseffekt mehr. Sobald Sie aber die 80-Prozent-Schwelle überschreiten, bewegen Sie sich in dem intensiveren Bereich, den wir mit Dauerlauf 2 (DL2) bezeichnen. In unserem Beispiel fängt der bei 144 Schlägen pro Minute an und endet bei 153 Schlägen pro Minute.

Das entspricht 85 Prozent der maximal erreichbaren Herzfrequenz – an diesem Punkt beginnt die intensivste Form des Dauerlaufs (DL3), der als sehr anstrengend empfunden wird und nur sehr dosiert eingesetzt werden sollte. Wann und wie oft Sie in den einzelnen Trainingsbereichen laufen sollten, erfahren Sie in den Trainingsplänen ab Seite 202.

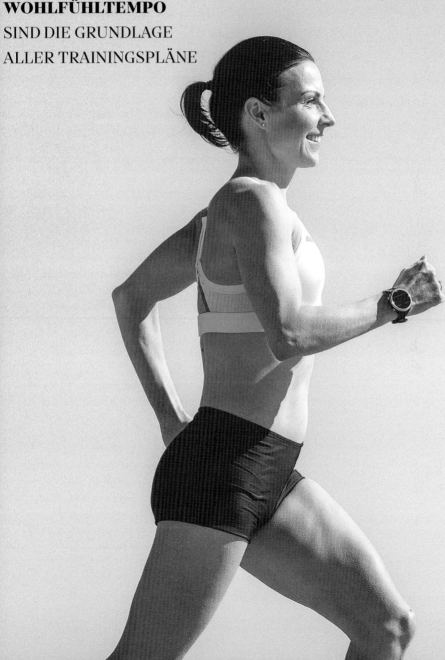

WARUM LANGSAMES LAUFEN NICHT

BESSER FÜRS ABNEHMEN IST, ABER HILFT,

DIE AUSDAUER ZU VERBESSERN

DESHALB HILFT KRAFTTRAINING BEIM ABNEHMEN.

—

Sportlich aktive Menschen verbrauchen nicht nur bei ihren Aktivitäten mehr Energie. Sie werden auch nach dem Training mit einer gesteigerten Stoffwechselrate belohnt. Je nach Art des Trainings kann diese bis zu 48 Stunden anhalten. Besonders intensiv ist der Effekt beim Krafttraining. Da in der Ruhephase nach dem Sport der prozentuale Anteil der Fettverbrennung gegenüber der Kohlenhydratverwertung besonders hoch ist, →

Hat Ihnen auch schon mal ein sogenannter Experte erzählt, Sie müssten mit dem „optimalen Fettverbrennungs-Puls" trainieren, um abzunehmen? Vergessen Sie es. Auf dem Weg zur Idealfigur ist eine Mischung aus schnelleren und langsamen Läufen mit Krafttraining besser.

Seit Jahren predigen viele Experten die Gewichtsreduktion durch langsames Laufen – so viele, dass sich ihre Thesen als Volksglaube etabliert haben. Aber der Glaube vom optimalen Abnehmen bei ganz langsamem Tempo ist wissenschaftlich nicht haltbar. Im Gegenteil: Die richtige Mischung aus Ausdauer-, Kraft-, Beweglichkeits- und Koordinationstraining lässt im Zusammenspiel mit der optimalen Ernährung die Fettpolster am schnellsten schmelzen.

Es gibt keinen speziellen Fettverbrennungs-Puls, der maximalen Fettabbau garantiert. Der Fettverbrauch durch körperliches Training ist vielmehr immer das Ergebnis von Energieverbrauch pro Zeiteinheit und Trainingsdauer. Langes und wenig intensives Training ist prinzipiell hinsichtlich des Fettabbaus weder effektiver noch ineffektiver als ein kürzeres, hochintensives. Entscheidend ist der absolute Kalorienverbrauch.

Wer mit langen, langsamen Dauerläufen seinem Körperfett zu Leibe rücken will, muss also besonders lang laufen. Nach zwei Stunden ist der Gesamt-Kalorienverbrauch trotz niedrigen Tempos hoch. Mit höherem Lauftempo sinkt zwar der prozentuale Anteil der Fettverbrennung, während die Kohlenhydratverwertung ansteigt. Der absolute Energieverbrauch nimmt bei schnellerem Tempo aber überproportional zu, sodass die absolut verbrannte Fettmenge höher sein kann als beim so oft als Training zur Fettverbrennung gepriesenen Läufchen mit ganz niedrigem Puls.

Wer Gewicht in Form von Fett verlieren möchte, kann mit einem Training in hohen Intensitäten durchaus schneller das Ziel erreichen als durch Belastung im sogenannten Fettverbrennungsbereich. Fürs Abnehmen zählt letztlich nur der absolute Energieverbrauch. Und der muss höher sein als die mit der Nahrung zugeführte Kalorienmenge.

—

DEN FETTSTOFFWECHSEL TRAINIEREN

Dennoch sind die langen, ruhigen Dauerläufe natürlich ein ganz wichtiger Baustein im Training. Der Hintergrund: Die Kohlenhydratvorräte sind begrenzt. Selbst gut trainierte Sportler können nur wenige Stunden von ihren Glykogenspeichern zehren. Die menschlichen Fettreserven sind dagegen nahezu unerschöpflich. Um aus ihnen vermehrt Energie zu gewinnen, benötigt der Körper jedoch sehr viel Sauerstoff. Unter Belastung greift Ihr Organismus immer auf beide Treibstoffarten zurück. Allerdings entscheidet Ihre Belastungsintensität (bzw. die Sauerstoffverfügbarkeit) darüber, wie hoch der Kohlenhydrat- und wie hoch der Fettanteil ist. Je intensiver Sie sich belasten, desto mehr Kohlenhydrate werden angezapft und desto schneller ist dieser Vorrat aufgebraucht.

Ihr Ziel sollte daher sein, mit den wertvollen Kohlenhydratreserven so gut wie möglich zu haushalten. Das können Sie erreichen, indem Sie sehr langsam laufen. Aber wer möchte das schon im Wettkampf, wenn es gegen die Uhr geht? Die gute Nachricht: Wenn Sie viele lange Trainingsläufe bei geringer Intensität absolvieren, lernt Ihr Körper mit der Zeit, seine Energie auch bei höheren Herzfrequenzen überwiegend aus dem Fettstoffwechsel zu ziehen.

→ kommt dem Nachbrenneffekt im Hinblick auf eine Fett- und Gewichtsreduktion erhebliche Bedeutung zu. Zudem führt ein regelmäßiges Krafttraining zu einem Zuwachs an Muskelmasse. Und damit ist eine dauerhafte Erhöhung des Kalorienverbrauchs verbunden. Muskeln haben im Ruhezustand einen deutlich höheren Energiebedarf als Fettgewebe. Jedes Kilogramm Muskelmasse schraubt den täglichen Grundumsatz um bis zu 50 Kilokalorien nach oben.

WERDEN SIE IHR EIGENER COACH:

TRAININGSPLANUNG LEICHT GEMACHT

Mit Trainingsplänen ist es fast wie mit Diäten: Im Internet, in Zeitschriften und Büchern finden sie sich massenhaft. Jeder schwört auf das eigene Rezept, und mit den meisten erreicht man sein Ziel. Bei den Diäten ist dafür meistens nicht die Zusammenstellung der Lebensmittel verantwortlich, sondern die schlichte Reduzierung der Kalorienzahl, die Sie insgesamt zu sich nehmen.

Bei Trainingsplänen ist das ähnlich: Wer danach sein Pensum abarbeitet, läuft meistens genug, um sein Ziel zu erreichen, und gönnt sich gleichzeitig genügend Regeneration. Um einen Marathon unter vier Stunden zu finishen, ist es nicht entscheidend, ob der lange Lauf am Wochenende über 30 Kilometer oder drei Stunden geht und in 6:00 Minuten oder 6:10 Minuten pro Kilometer absolviert wird – wichtig ist, dass Sie lang laufen. Wer einfach nur

fit und gesund bleiben will, schnürt dreimal pro Woche die Laufschuhe und rennt zwischen einer halben und einer ganzen Stunde.

Die Details des Trainings werden allerdings mit zunehmender Leistungsfähigkeit und höheren Zielen immer wichtiger. Zu Beginn Ihres Läuferlebens verbessern Sie sich mit fast jedem Training, solange Sie es nicht übertreiben. Wer aber beispielsweise zehn Kilometer bereits in 41 Minuten laufen kann und jetzt eine Zeit von unter 40 Minuten anpeilt, wird schnell merken, dass ein ausgefeiltes Programm nötig ist. Aber auch dann sollten Sie sich nicht grämen, wenn einmal ein Training wegen anderer wichtiger Termine, Krankheit oder Verletzung ausfällt. Wichtig ist nicht der einzelne Lauf, sondern die Kontinuität, mit der Sie trainieren.

Um den unterschiedlichsten Läufern mit all ihren Zie-

len gerecht zu werden, sind die Trainingspläne, die Sie am Ende des Buchs finden, auch als Vorschläge zu verstehen, die Sie penibel umsetzen können, die Sie aber auch Ihren individuellen Bedürfnissen und Ihrem Zeitbudget anpassen können. Wenn Sie sich aus den verschiedenen Bausteinen bedienen, sollten Sie allerdings beachten, dass die Abstände zwischen den einzelnen Einheiten möglichst nicht verändert werden. Nur so ist gewährleistet, dass Sie Ihrem Körper genügend Zeit geben, in der das Training wirken kann.

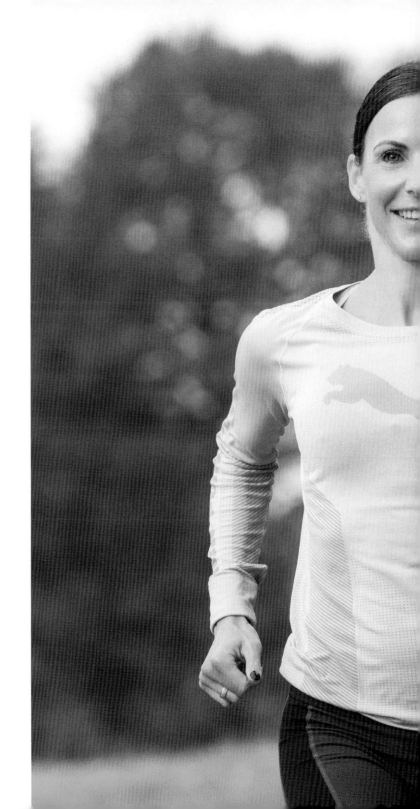

»

**WER EINFACH
NUR FIT UND
GESUND BLEI-
BEN WILL,**
SCHNÜRT DREI-
MAL PRO
WOCHE DIE
LAUFSCHUHE
UND RENNT
30 BIS 60
MINUTEN

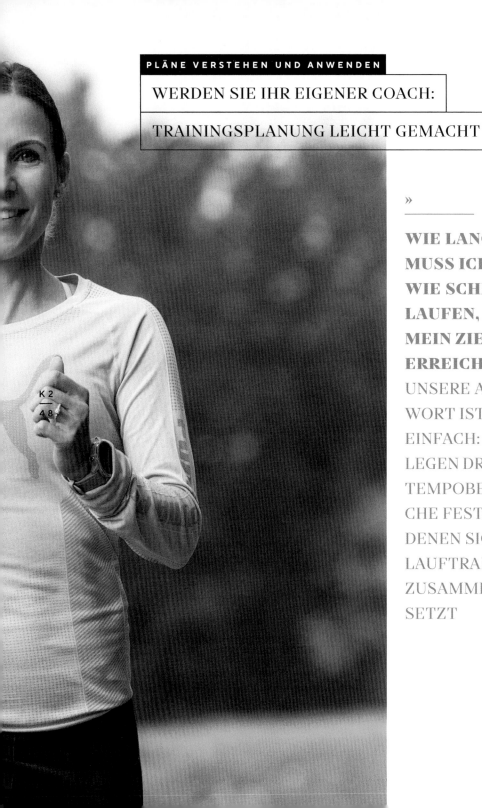

WERDEN SIE IHR EIGENER COACH:

TRAININGSPLANUNG LEICHT GEMACHT

»
———

WIE LANGE MUSS ICH WIE SCHNELL LAUFEN, UM MEIN ZIEL ZU ERREICHEN? UNSERE ANT-WORT IST EINFACH: WIR LEGEN DREI TEMPOBEREI-CHE FEST, AUS DENEN SICH IHR LAUFTRAINING ZUSAMMEN-SETZT

$$\frac{K\ 2}{4\ 8}$$

Um aber Trainingspläne lesen, verstehen oder sogar selbst zusammenstellen zu können, sollten Sie die verschiedenen Methoden kennen, aus denen sich Ihr Training zusammensetzt. An dieser Stelle könnte es kompliziert werden: In der Trainingslehre hat sich in den vergangenen Jahrzehnten ein Begriffssalat entwickelt, in dem oft das Gleiche mit anderen Worten beschrieben wird: intensives Intervalltraining, Grundlagenausdauer 1, extensives Intervalltraining, Wiederholungsmethode – und, und, und. Jede Menge schwierige Wörter, um eine ganz einfache Frage zu beantworten: Wie lange muss ich wie schnell laufen, um mein Ziel zu erreichen?

DIE
TRAININGSBEREICHE

Wir legen drei Tempobereiche fest, aus denen sich Ihr Lauftraining zusammensetzt. Und Sie steuern Ihre Geschwindigkeit über Ihre Herzfrequenz, denn so ist gewährleistet, dass Sie in jedem Gelände das richtige Tempo finden: Wenn's bergauf geht, werden Sie bei der gleichen Herzfrequenz natürlich langsamer sein als bergab.

—
RUHIGES LAUFEN (DL1)

Mit Läufen in diesem Tempo verbessern Sie Ihre aerobe Ausdauer und legen das Fundament Ihrer Leistungsfähigkeit. Sie sollten Ihr Lauftempo so wählen, dass Ihre Herzfrequenz zwischen 70 und 80 Prozent Ihres individuellen Maximalpulses liegt. Bei den meisten Läufern liegt der Bereich des Dauerlaufs 1 zwischen 120 und 150 Schlägen pro Minute. Solche Läufe sollten mindestens 30 Minuten dauern, um Wirkung zu entfalten. In einer Marathonvorbereitung können Sie auf über drei Stunden ausgedehnt werden.

—
ZÜGIGES LAUFEN (DL2)

Der Bereich Dauerlauf 2 stellt eine Brücke zwischen dem Grundlagentraining und der Wettkampfleistung dar. Diese Dauerläufe bewirken die größten Leistungssprünge, sollten aber dosiert eingesetzt werden.

WERDEN SIE IHR EIGENER COACH:

TRAININGSPLANUNG LEICHT GEMACHT

»

WENN'S GUT LÄUFT, IST DIE GEFAHR GROSS, DASS SIE IHRE UMFÄNGE ZU SCHNELL STEIGERN

Die Streckenlängen liegen zwischen 5 und 20 Kilometern. Die Herzfrequenz bewegt sich zwischen 80 und 85 Prozent des Maximalpulses. Bei den meisten Läufern entspricht das 150 bis 170 Schlägen pro Minute.

SCHNELLES LAUFEN (DL3)

Dieser sehr schnelle Dauerlauf ist eine intensive Trainingsform, die in der Vorbereitung auf einen Wettkampf sehr effektiv ist. Allerdings sind solche Trainingsläufe nur zu empfehlen, wenn die Grundlagenausdauer bereits gut entwickelt ist. Die Pulswerte steigen dabei in den Bereich zwischen 85 bis 95 Prozent Ihrer maximalen Herzfrequenz. Bei den meisten Läufern schlägt das Herz dann 170- bis 180-mal in der Minute. Er wird als Tempodauerlauf eingesetzt,

bei dem eine Strecke von 5 bis 15 Kilometern ohne Pause in diesem Tempo gelaufen wird.

Alternativ dazu lässt sich Laufen mit hohem Tempo auch bei den unterschiedlichsten Formen von Intervalltraining einsetzen, bei denen Sie vorher nach Zeit oder Distanz festgelegte Streckenlängen mehrmals im Tempo des Dauerlaufs 3 absolvieren. Zwischen den schnell gelaufenen Abschnitten traben Sie ganz locker weiter. Auch die Länge der Pausen wird vorher festgelegt. Oder Sie steigern während eines Dauerlaufs das Tempo immer mehr, dann absolvieren sie beispielsweise die letzten drei Kilometer eines Zwölf-Kilometer-Laufes im DL3, nachdem Sie die ersten vier im DL1-Tempo gelaufen sind, das Sie von Kilometer fünf bis neun auf DL2 gesteigert haben. Der

Fachmann spricht dann vom „Crescendo-Lauf" – in Anlehnung an ein Musikstück, dessen Tempo sich immer mehr steigert.

DIE BELASTUNG STEIGERN: SO WERDEN SIE BESSER

Training wirkt! Das ist ja das Schöne am Laufen. Schon nach wenigen Wochen fühlen Sie sich als Läufer, die quälenden ersten Meter sind vergessen. Es bleibt der Stolz, etwas geschafft zu haben. Wenn es läuft, ist die Gefahr groß, dass Sie Ihre Umfänge zu schnell steigern. Halten Sie sich zurück. Von einer Woche zur nächsten sollten Sie Ihre Trainingskilometer um nicht mehr als 10 Prozent erhöhen. Wer vergangene Woche 20 Kilometer absolviert hat, sollte es diese Woche bei 22 Kilometern belassen, nächste Woche dürfen es wieder gut zwei Kilometer mehr sein. So können auch Sehnen und Bänder mit der Belastung Schritt halten.

EXTRA

WELCHER BAUSTEIN WIE OFT?
FÜR IHR TRAINING SOLLTEN SIE UNTERSCHIEDLICHE BELASTUNGS-INTENSITÄTEN WÄHLEN. DIESER AUFBAU EINES TRAININGSPLANS IST SINNVOLL

REGENERATIVES TRAINING
① am besten auf dem Rad oder Ergometer, Alternative: Aquajogging und Schwimmen
② einmal pro Woche
③ Herzfrequenz: weniger als 70 Prozent der maximalen Herzfrequenz

RUHIGES LAUFEN (DL1)
① zwei- bis dreimal pro Woche
② Herzfrequenz: 70 bis 80 Prozent der maximalen Herzfrequenz

ZÜGIGES LAUFEN (DL2)
① einmal pro Woche
② Herzfrequenz: 80 bis 85 Prozent der maximalen Herzfrequenz

SCHNELLES LAUFEN (DL3)
① nur in der Wettkampfvorbereitung
② Herzfrequenz: über 85 Prozent der maximalen Herzfrequenz

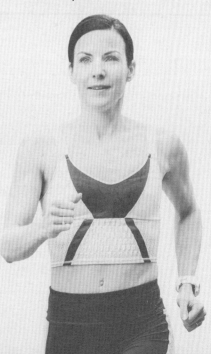

»
_____

VON EINER WOCHE ZUR NÄCHSTEN SOLLTEN SIE IHRE TRAININGS-KILOMETER UM NICHT MEHR ALS 10 PROZENT ERHÖHEN

SABRINA MOCKENHAUPT:
NACH PULS UND PACE TRAINIEREN

Profis und ambitionierte Wettkampfläufer verlassen sich im Training nicht nur auf ihre Herzfrequenz. Wer auf Bestzeitenjagd ist, sollte auch Trainingseinheiten in flachem Gelände einplanen, bei denen er genau weiß, wie schnell er mit welchem Puls unterwegs ist. Nur so lässt sich einschätzen, ob Zeitziele realistisch sind. Die Programme lassen sich auf einer Laufbahn im Stadion absolvieren. Oder Sie verwenden eine Sportuhr, die Streckenlänge und Lauftempo mit GPS misst. Wer beispielsweise einen Zehn-Kilometer-Lauf unter 50 Minuten anpeilt, sollte beispielsweise zuvor im Training fünfmal einen Kilometer in 4:45 Minuten mit vier Minuten Trabpause gelaufen sein und sechs Kilometer unter 30 Minuten geschafft haben – sonst wird es schwer, sein Ziel zu erreichen. Ähnliche Intervallprogramme, bei denen kürzere Teilstrecken der Wettkampfdistanz im geplanten Wettkampftempo oder schneller gelaufen werden, lassen sich mit den entsprechenden Tempotabellen für jede Zielzeit und jede Strecke zusammenstellen.

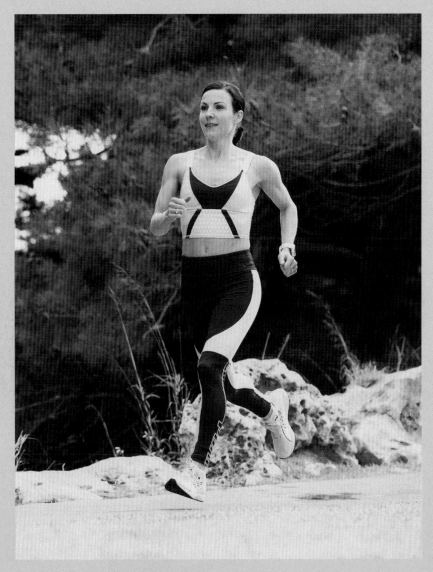

»
———

WER AUF BESTZEITENJAGD IST, SOLLTE
AUCH TRAININGSEINHEITEN EINPLANEN,
BEI DENEN ER NACH TEMPO LÄUFT

SABRINA MOCKENHAUPT
ÜBER DIE MULTIFUNKTIONSUHREN VON **GARMIN**

TÄGLICHE <u>BEGLEITER</u> FÜR IHRE FITNESS

Seit Jahren sind die Multifunktionsuhren von Garmin meine täglichen Begleiter. Und das nicht nur während des Trainings, sondern auch im Alltag. Denn die Garmin-Uhren und -Fitnesstracker machen technisch und optisch richtig was her. Am wichtigsten sind für mich die vielen Funktionen der GPS-Sportuhren, mit denen ich mein Training ganz einfach verfolgen und optimieren kann. Diese Möglichkeiten sollten auch Sie nutzen. Suchen Sie sich zunächst die Uhr aus, die zu Ihnen passt. Die Angebotspalette reicht von Smart-Fitness-Trackern, die es schon ab gut 100 Euro gibt, bis zu den echten Alleskönnern, die ihren deutlich höheren Preis absolut wert sind. Für mich sind die GPS-Funktionen und die zuverlässige Herzfrequenzmessung zentral bei einem Trainingscomputer. Denn der ist ja Ihr ständiger Begleiter, mit dem Sie jeden Tag ein bisschen besser werden. Getreu dem Motto: #BeatYesterday

---

SO KANN DIE UHR IHR TRAINING STEUERN

Garmin hat in seine GPS-Laufuhren der Forerunner-Serie eine Funktion eingebaut, mit der man bei Tempoläufen, beim Intervalltraining oder bei einem Fahrtspiel nicht ständig auf die Uhr schauen muss, um sein Training zu kontrollieren. So können Sie sich ganz aufs Laufen konzentrieren. Die Uhr zeigt Ihnen nicht nur bei jeder geplanten Belastung an, wann Sie loslaufen müssen. Sie zählt auch über die letzten fünf Sekunden jedes Abschnitts laut den Countdown herunter, bevor eine Vibration das Ende des geplanten Laufabschnitts signalisiert. Zusätzlich zeigt die Uhr die aktuelle Wiederholungszahl an und verhindert so – beispielsweise bei einem Programm wie 15-mal eine Minute Tempolauf mit je zwei Minuten Trabpause – lästiges Verzählen, wenn man gerade im Flow durch den Wald fliegt. Bevor Sie loslaufen, erstellen Sie in der mit Ihrer Uhr gekoppelten Garmin Connect App in wenigen Schritten Ihr individuelles Training. Neben Warm-up und Cool-down sind Belastung und Entlastung nach Distanz oder Dauer frei wählbar.

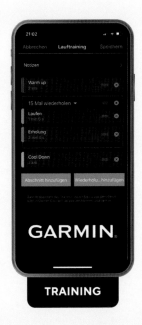

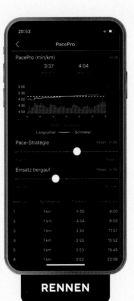

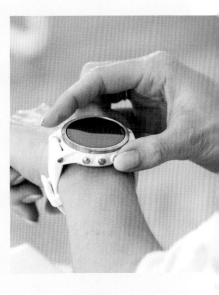

TRAINING

RENNEN

SO SORGT DIE UHR FÜRS PERFEKTE TEMPO IM RENNEN

Und auch für den Wettkampf bieten Garmin-Laufuhren wertvolle Funktionen: Pace-Pro beispielsweise hilft, im Rennen von Anfang an das richtige Tempo anzuschlagen. So verhindert Ihre Garmin-Uhr den häufigsten Fehler: Das zu schnelle Loslaufen, wenn sich mit dem Startschuss Nervosität und Anspannung in Adrenalin entladen. Man rennt schier mühelos, bis nach einem Kilometer der anfängliche Kick verfliegt. Die Beine werden schwer und schon bald dämmert es: Das Tempo ist nicht durchzuhalten. Sie müssen eine zeitlang deutlich langsamer laufen, um dann ihr eigentlich geplantes Renn-

tempo wieder aufzunehmen. Oder werden lange vor dem Ende des Rennens bitter fürs „Überpacen" zu Beginn bezahlen.

Davor können Sie sich schützen, indem Sie in der Garmin Connect App ganz unkompliziert Ihre persönliche Pace-Strategie erstellen. Die wird dann während des Rennens von der Uhr in Echtzeit kontrolliert. Sobald Sie vom Plan abweichen, ertönt ein Alarmsignal. Dazu wählen Sie zunächst aus, ob Sie auf einer der App bereits bekannten Strecke laufen oder Sie geben die Streckenlänge ein. In beiden Fällen ergänzen Sie die Eingabe mit Ihrer geplan-

ten Zielzeit. Anschließend entscheiden Sie sich für eine Pacing-Strategie. Wenn Sie einen „Negativsplit" auswählen, bedeutet dies, dass Sie die zweite Hälfte der Strecke schneller laufen als die Erste. Das klingt sehr herausfordernd, ist aber am erfolgversprechendsten. Und es macht unheimlich viel Spaß, wenn man zum Schluss noch unerwartet schnell laufen kann. Liegt der GPS-Track der Strecke schon vor, wird bei der Rennplanung das Höhenprofil berücksichtigt. Eine tolle Funktion, um das, was man sich im Training erarbeitet hat, im Wettkampf auch tatsächlich auf die Strecke zu bringen.

TRAININGSSTEUERUNG

WIE DIE PROFIS

Wer noch mehr Kontrolle über sein Training haben will, kann es machen wie die Laufprofis und sich – möglichst regelmäßig – einer Leistungsdiagnostik unterziehen. Nach einem aufwendigen Test sagt Ihnen der Diagnostiker genau, bei welchen Herzfrequenzen Sie wie oft und wie lang laufen sollten, um das optimale Trainingsergebnis zu erzielen. Regelmäßig durchgeführt, gibt Ihnen die Leistungsdiagnostik auch Aufschluss darüber, ob Sie sich beim Laufen weiterentwickeln oder stagnieren. Auch exakte Prognosen zu möglichen Wettkampfzeiten über zehn Kilometer, Halbmarathon und Marathon sind möglich.

Ein seit Jahrzehnten angewandtes und immer weiter perfektioniertes Verfahren ist die Laktat-Leistungsdiagnostik mit einem sogenannten „Stufentest". Dabei laufen Sie mehrmals eine zuvor festgelegte Strecke zwischen 1.200 und 2.000 Metern. Von Lauf zu Lauf wird das Tempo um einen zuvor definierten Wert erhöht – so lange, bis Sie die Geschwindigkeit nicht mehr halten können, die Herzfrequenz einen bestimmten Wert überschreitet oder sich subjektiv das Gefühl einstellt, „nicht mehr zu können".

Während des gesamten Tests wird die Herzfrequenz mit einem Pulsmesser aufgezeichnet. Außerdem wird am Ende jeder Belastungsstufe ein Tropfen Blut aus dem Ohrläppchen genommen, um die darin enthaltene Laktatkonzentration zu messen. Aus diesen Werten ermittelt der Diagnostiker Ihre Trainingsbereiche und erstellt Ihren Trainingsplan.

Die Trainingsbereiche werden dabei nicht mehr in Prozent der maximal erreichbaren Herzfrequenz angegeben, sondern orientieren sich an den Pulswerten, die an der sogenannten „Individuellen anaeroben

STICHWORT LAKTAT: WAS IST DAS EIGENTLICH?

—

Laktat ist ein Salz der Milchsäure. Es entsteht in den Muskelzellen, wenn bei höherer Belastung die benötigte Energie nicht mehr gewonnen werden kann, indem Kohlenhydrate und Fette mit Sauerstoff komplett verbrannt werden, wobei als Abfallprodukt Kohlendioxid entsteht, das über die Lunge ausgeatmet wird (aerobe Energiegewinnung). Der Körper stellt dann den Stoffwechsel in der Muskulatur zunehmend auf anaerobe Energiegewinnung um. Dabei werden nur noch Kohlenhydrate in Energie umgewandelt,

Schwelle" (IANS) gemessen werden. Die IANS beschreibt, bei welchem Tempo und welcher Herzfrequenz beim Laufen Laktatbildung und Laktatabbau gerade noch im Gleichgewicht stehen. Je besser Sie trainiert sind, desto schneller können Sie an der IANS laufen.

Effektives Ausdauertraining findet zum Großteil in einem Tempo statt, das deutlich langsamer ist als die Geschwindigkeit, die Sie an Ihrer IANS erreichen: Dauerläufe zur Entwicklung der Grundlagenausdauer werden im aeroben Bereich mit einer Herzfrequenz absolviert, die zirka 60 bis 75 Prozent des Pulswertes an Ihrer IANS entspricht. Bei intensiveren Trainingsbelastungen werden Herzfrequenzwerte erreicht, die über den an der IANS gemessenen Werten liegen. In unseren Trainingsplänen ab Seite 202 orientieren sich die Trainingsbereiche nicht an der IANS, sondern an Ihrer maximalen Herzfrequenz, weil die mit deutlich geringerem Aufwand festzustellen ist als die individuelle anaerobe Schwelle.

ohne dass dafür Sauerstoff benötigt wird. So können zwar in kurzer Zeit große Mengen an Energie erzeugt werden, ohne dass ausreichend Sauerstoff von der Lunge über den Blutkreislauf zur Muskulatur transportiert wird, allerdings entsteht als Abfallprodukt Laktat, das sich im Körper anhäuft und allmählich die Enzyme des Energiestoffwechsels lahmlegt. Beschleunigt der Läufer weiter oder versucht er, ein bereits sehr schnelles Tempo zu halten, zwingt die hohe Laktatkonzentration ihn irgendwann dazu, den Lauf abzubrechen.

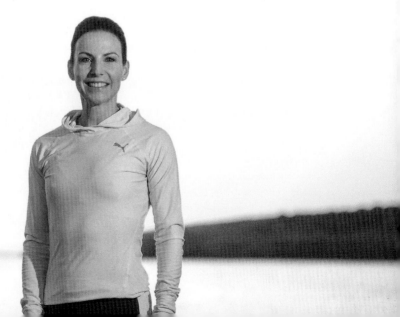

SO BRINGEN SIE MEHR ABWECHSLUNG

UND SPASS IN IHR TRAINING

—

FAHRTSPIEL

Beim Fahrtspiel genannten Tempowechsellauf verändern Sie immer wieder Ihre Geschwindigkeit, sodass Sie sich mal weniger und mal mehr belasten. Das Gelände wird ins Training einbezogen. Mal schnell den Hügel rauf und locker bergab. Die nächste Gefällstrecke für den Geschwindigkeitsrausch nutzen. Streckenlänge, Lauftempo und Dauer der Belastungen sind frei wählbar.

Der schwedische Fahrtspiel-Erfinder Gösta Holmér suchte in den 1930er- Jahren des vorigen Jahrhunderts nach einer Trainingsform, mit der das Dauerlaufniveau seiner Athleten gesteigert werden konnte, ohne den Gesamtumfang zu erhöhen. So entstand die Urform des Fahrtspiels, bei dem jeder frei nach eigenem Empfinden sowohl Geschwindigkeit, wie auch Distanz der einzelnen Abschnitte wählen kann. Fahrtspiele können aber auch ganz anders gestaltet werden: mit festgelegten Distanzen, Geschwindigkeiten oder Zeitabschnitten.

Gerade am Anfang sollte man sich aber immer für ein freies Fahrtspiel entscheiden. Dann sind Sie selbst Ihr Trainer und das Ganze ist im Prinzip ganz einfach: Sie gehen einfach auf Ihre normale Dauerlaufrunde. Auf den ersten ein bis zwei Kilometern erwärmen Sie wie bei jeder intensiveren Einheit Ihre Muskulatur, laufen also einfach in Ihrem Wohlfühltempo. Anschließend beginnen Sie mit Ihrem Programm: Suchen Sie sich einen beliebigen Startpunkt und erhöhen Sie Ihre Laufgeschwindigkeit deutlich, ohne zu sprinten. Sie wählen die Geschwindigkeit so, dass Sie das Tempo gut bis zum selbstgewählten Endpunkt durchhalten können. Dieser Endpunkt kann eine Kreuzung, ein Baum oder eine beliebige Laterne sein. Beim ersten Mal reichen 100 bis 200 Metern lange Strecken. Bei einem

»
———

DAS GELÄNDE INS TRAINING EINBEZIEHEN **UND DAS LAUFTEMPO SPIELERISCH VARIIEREN**

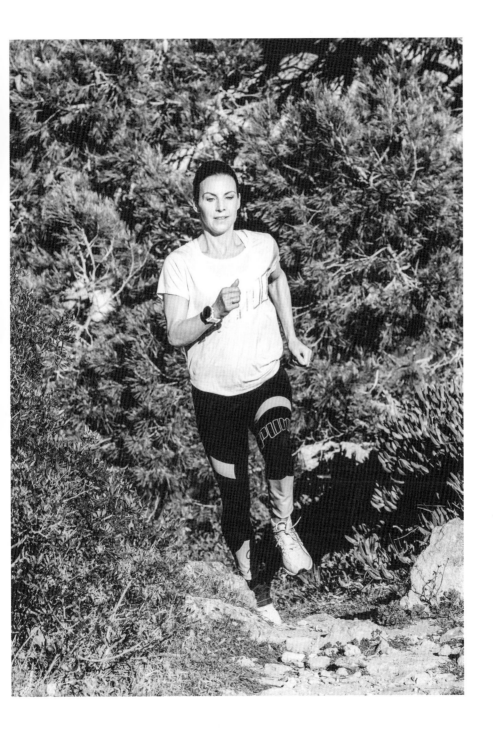

SO BRINGEN SIE MEHR ABWECHSLUNG

UND SPASS IN IHR TRAINING

freien Fahrtspiel kommt es aber nicht darauf an, dass es genau 100 oder 200 Meter sind. Wichtig ist nach der Belastung das ruhige Weiterlaufen in der Trabpause, damit die Erholung einsetzen kann. Am Anfang kann das Tempo in der Trabpause sogar langsamer sein als Ihr Wohlfühltempo. Wenn der Puls wieder gesunken ist und Sie das Gefühl haben, erholt zu sein, starten Sie mit dem nächsten, schnelleren Abschnitt. Der darf auch schon etwas länger sein. Suchen Sie sich einfach weitere Fixpunkte auf Ihrer Laufrunde aus. Ein Fahrtspiel sollte mindestens sechs bis acht Speed-Phasen beinhalten, natürlich sind auch mehr möglich. Das Tempo der schnelleren Abschnitte und das der Trabpausen müssen sich stark unterscheiden, der Wechsel der Belastungen muss deutlich spürbar sein. Die letzten ein bis zwei Kilometer sollten Sie zum Auslaufen in Ihrem Wohlfühltempo zurücklegen. Wahrscheinlich wird sich die Gesamtzeit der Runde nicht viel von Ihrem normalen Dauerlauf unterscheiden. Aber durch die schnellen Abschnitte haben Sie einen sehr wirksamen Trainingsreiz gesetzt. Wenn Sie zum Beispiel dreimal pro Woche trainieren, wäre ein wöchentliches Fahrtspiel eine optimale Trainingsergänzung.

»
————

BEIM TRAIL-
RUNNING STEHT
**DAS NATUR-
ERLEBNIS IM
VORDERGRUND**

—

TRAILRUNNING

Ein Trail ist ein schmaler Pfad durchs Gelände. Verlassen Sie breite Waldwege und den Asphalt – begeben Sie sich auf Abenteuertour. Dabei steht das Naturerlebnis im Vordergrund. Es geht über Stock und Stein. Zum Trailrunning müssen Sie nicht ins Gebirge reisen.

Sogar nahe den großen Städten werden Sie Pfade entdecken, die für manche Überraschung gut sind. Planen Sie aber viel Zeit ein, und verlegen Sie vor allem Ihre langen Läufe ins Gelände. Denn es nicht ausgeschlossen, dass Sie

»

BERGAUF-LAUFEN MACHT SCHNELL.
UND SORGT FÜR EINEN KNACKIGEN PO UND SCHÖNE BEINE

von Steigungen zu Gehpausen gezwungen werden, über große Felsen klettern oder Umwege in Kauf nehmen müssen. Der Übergang zur Wanderung ist fließend, aber für die Grundlagenausdauer ist das ideal.

Und das Laufen auf schmalen Pfaden in oft in hügeligem Gelände ist ja eigentlich auch schon wieder eine Art Fahrtspiel: Bergauf muss ich mich sehr viel mehr anstrengen, um mein Tempo zu halten, bergab kann ich mich wieder etwas erholen. Dieser Effekt lässt sich steigern: Wenn es hoch geht, erhöhen Sie Ihr Tempo deutlich und versuchen, es bis zur Kuppe durchzuziehen. Sobald es wieder bergab geht, nehmen Sie das Tempo komplett raus und traben nach unten. Allein durch die Vorgaben des Geländes kommen so ganz unterschiedlich lange Belastungs- und Erholungsphasen zusammen, da sich die Hügel in puncto Länge und Steigung unterscheiden. Gerade beim Bergauf-

laufen trainieren wir nicht nur die Geschwindigkeit, sondern auch unsere ganze Laufmuskulatur. Man benötigt am Berg einen deutlich stärkeren Abdruck vom Vorfuß und mehr Kniehub, um von der Stelle zu kommen. Je häufiger Sie diese laufspezifischen Muskelgruppen im Gelände trainieren, umso langsamer werden die Muskeln bei hohen Belastungen, wie zum Beispiel in einem Wettkampf, ermüden. Trailrunning hilft also, das Tempo länger zu halten und insgesamt schneller zu sein.

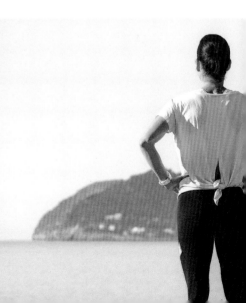

DAS BRINGEN ALTERNATIVE SPORTARTEN

»

ZWEI MINUTEN AUF DEM RAD ENTSPRECHEN EINER MINUTE LAUFEN

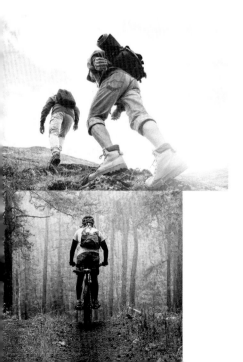

WANDERN

Ihre Familie streikt, weil Sie schon wieder einen Drei-Stunden-Lauf für den Sonntag planen? Nehmen Sie Ihre Lieben stattdessen doch einfach mit zu einer ausgedehnten Wanderung. Das ist eine Alternative zum ganz langen Dauerlauf. Selbst Spitzenläufer wählen in Höhentrainingslagern an den ersten Anpassungstagen dieses Trainingsmittel, um sich über einen langen Zeitraum zu belasten. Das Herz-Kreislauf-System arbeitet auch beim Wandern, und mit den Stunden kommt die Ermüdung. Natürlich kann man nicht jede Trainingseinheit durch eine Wanderung kompensieren, aber an der richtigen Stelle – beispielsweise zur Anpassung an eine neue Klimazone im Urlaub – ist das eine gute Alternative. Dabei sind der zeitlichen Ausdehnung fast keine Grenzen gesetzt.

RADFAHREN

Training auf dem Fahrrad kann einen Dauerlauf ersetzen. Zwar ist die Intensität auf dem Rad deutlich niedriger als beim Laufen, aber das lässt sich durch eine längere Trainingszeit ausgleichen. Oder Sie nutzen es zur Regeneration. Grob sagt man, dass zwei Minuten auf dem Fahrrad eine Minute Laufen ersetzen können. Dabei macht es kaum einen Unterschied, ob Sie mit dem Rennrad, dem Mountain- oder Trekkingbike unterwegs sind. Gerade an heißen Sommertagen ist Radfahren eine gute Alternative. Durch den ständigen Fahrtwind ist die Kühlung deutlich intensiver als beim Laufen. Außerdem kann man viel leichter Getränke mitnehmen und für ausreichend Flüssigkeitszufuhr sorgen. Schon auf Flachpassagen erreicht man mit dem Rennrad Geschwindigkeiten von 30 km/h und mehr. Das erhöht den Spaßfaktor zwar deutlich, ist aber bei Stürzen auch gefährlich. Deshalb ist ein Helm Pflicht! Die Trittbewegung im Sitzen beansprucht die Muskulatur längst nicht so stark wie der ständige Aufprall bei jedem Laufschritt. Im Winter, wenn's draußen ungemütlich ist, können Sie die Radprogramme auf dem Ergometer ins Warme verlegen. Und bei vielen Läufer-Verletzungen können Sie mit Radfahren die erzwungene Pause überbrücken, ohne zu sehr an Form zu verlieren.

—

AQUAJOGGING

Das Laufen im Wasser war ursprünglich eine Trainingsmethode, mit der Läufer trotz Verletzungen weitertrainieren konnten. Sie müssen Ihr Gewicht im Wasser nicht selbst tragen, das entlastet Ihre Beine. Wenn beispielsweise Fußverletzungen Lauftraining unmöglich machen, können Sie mit Aquajogging Ihre Ausdauer erhalten. Längst hat das Laufen im Wasser aber auch Einzug in den Trainingsalltag gesunder Läufer gehalten. Sie können Ihre Grundlagenausdauer verbessern, ohne den Körper mit noch mehr Laufkilometern zu überlasten. Oder Sie setzen es zur Regeneration ein, der Wasserdruck wirkt wie eine leichte Massage auf Ihre Muskulatur.

Und so geht's: Durch eine Auftriebshilfe (Gürtel oder Anzug) schweben Sie ohne Bodenkontakt senkrecht im Wasser und haben die Möglichkeit, die Laufbewegung gegen den Wasserwiderstand zu imitieren. Dabei lassen sich fast alle Trainingseinheiten simulieren, die Sie auch laufend an Land absolvieren. Beachten Sie aber, dass durch den Wasserdruck Ihre Pulswerte bei gleicher Belastung circa 10 bis 20 Schläge niedriger sind als beim Laufen. Die Intensität steuern Sie durch die Frequenz der Laufschritte im Wasser.

»
———

BEIM LAUFEN IM WASSER
SCHONEN SIE IHREN GANZEN BEWEGUNGS-APPARAT

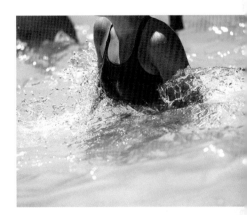

INDIVIDUELL, STABIL & EFFEKTIV

Die richtige Technik – in fast allen Sportarten muss sie gelernt werden, bevor man gut werden kann. Nur beim Laufen wird sie oft stiefmütterlich behandelt. Dabei sorgt der richtige Laufstil nicht nur für mehr Effizienz, sondern schützt auch vor Beschwerden und Verletzungen.

Stellen Sie sich mal vor, Sie beschließen, ab sofort Tennis zu spielen. Gehen einfach auf den nächsten Platz, fangen an zusammen mit einem Spielpartner Bälle übers Netz zu schlagen. Schlägerhaltung? Egal. Vorhand? Rückhand? Wird schon irgendwie gehen. Oder Sie steuern den Golfplatz an, nehmen einen Schläger und dreschen den Ball einfach irgendwie Richtung Grün. Lächerliche Vorstellung? Klar. In fast allen Sportarten lernt man zunächst mal die Technik, um so allmählich immer besser zu werden und Verletzungen zu vermeiden. Trainerstunden, Kurse, Übungseinheiten in Vereinen. Das Angebot ist riesig und wird genutzt.

Nur beim Laufen, da rennen wir einfach drauflos. Weil ja jeder Laufen kann. Hat man ja schon als Kind gelernt. Technik? Spielt auch bei Fortgeschrittenen kaum eine Rolle. Auf Ausdauer und Kilometer kommt es an. Und wer einmal Spaß am Laufen und an der Verbesserung gefunden hat, läuft einfach immer weiter, kann immer länger laufen und wird immer schneller. Bis irgendwann die ersten Beschwerden auftauchen. „Muss wohl an den Schuhen liegen", denken dann viele von uns. Und fangen an, nach einem neuen Modell zu suchen, das besser zum individuellen Laufstil passt. Diese Denke wurde lange auch von zahlreichen Laufschuh-Experten unterstützt. „Preferred Movement Path" war das Zauberwort. Aber was, wenn dieser individuelle Laufstil gar nicht zur natürlichen Physiologie und Anatomie des menschlichen Körpers passt? Und ein solcher Stil auch noch von den Laufschuhen unterstützt wird? Dann kann es sogar ge-

fährlich werden. Überlastung von Muskeln, Knochen, Gelenken und Sehnen drohen. Verletzungen können die Folge sein. Ursprünglich ist der Begriff „Preferred Movement Path" auch gar nicht entwickelt worden, um zu beschreiben, dass der individuelle Laufstil immer der beste für die jeweilige Person ist. Vom „Preferred Movement Path" war zunächst in Studien die Rede, die beschrieben, dass der individuelle Laufstil durch Laufschuhe oder Einlagen kaum beeinflusst werden kann. Deshalb empfehlen die Wissenschaftler bis heute, Laufschuhe und Einlagen auszuwählen, die zum eigenen Laufstil und den individuellen anatomischen Voraussetzungen passen.

—

TRAINING VERBESSERT DEN LAUFSTIL – NICHT DER SCHUH

Was aber noch lange nicht heißt, dass der individuelle Laufstil nicht verändert werden kann, um länger, gesünder und schneller zu laufen.

Aber – und das ist für manche eine bittere Wahrheit: Der vermeintlich schnelle Weg, mit einem neuen Laufschuh zu einem gesünderen Laufstil zu kommen, führt in die Sackgasse. Erfolgreiche Stiländerungen erreichen Sie nur mit Training. Und zwar mit einem zielgerichteten Training der gesamten an der Laufbewegung beteiligten Muskulatur. Da reicht es nicht, mit ein paar Übungen aus dem sogenannten Lauf-ABC am Stil zu feilen. Das ist wichtig. Aber noch wichtiger ist es, die Rumpfmuskulatur zu stärken und für Stabilität im Bereich von Rücken, Bauch und Hüfte zu sorgen.

Wer über Jahre hinweg verletzungsfrei laufen will, braucht eine gerade Beinachse. Angefangen beim Fußgelenk, über die Knie bis hin zur Hüfte. Jahrelang war es das Credo vieler Laufexperten, beim Fußgelenk anzufangen und mit unterstützenden Laufschuhen der Überpronation entgegenzuwirken. Mit Videoanalysen von hinten wurden Winkel vermessen und so ermittelt, wie stark sich der Innenknöchel beim Fußaufsatz Richtung Boden bewegt. Dann wurde eingeteilt: Die einen entsprachen der Norm und erhielten sogenannte Neutralschuhe. Die anderen knickten zu stark nach innen ab, waren „Überpronierer" und bekamen einen „gestützten" Laufschuh verpasst, der das Abknicken verhindern sollte.

Mittlerweile weiß man: Diese Herangehensweise wird der Komplexität der individuellen Laufstile längst nicht gerecht. Wer wirklich an seinem Laufstil arbeiten und dazu passende Schuhe finden will, sollte seinen kompletten Körper beim Laufen analysieren lassen. Denn heute fängt die Verbesserung des Laufstils nicht unten – beim Schuh – an, sondern oben: Bei der Stabilität des Rumpfes. Ohne stabilen Rumpf keine stabile Hüfte, ohne stabile Hüfte kein stabiles Knie und ohne stabiles Knie kein stabiles Fußgelenk.

Und auf dieser Grundlage muss jeder seinen individuellen Stil finden und entwickeln, mit dem er sich so ökonomisch wie möglich fortbewegt. Denn darum geht es beim Optimieren

»

UM ÖKONOMISCH ZU LAUFEN, MUSS JEDER **SEINEN INDIVIDUELLEN STIL FINDEN UND IMMER WEITER ENTWICKELN**

einer Lauftechnik: so wenig Energie wie möglich aufwenden, um sich so schnell wie möglich fortzubewegen. Dabei sollten Sie allerdings nie vergessen, dass Laufen zu Ihrem natürlichen Bewegungsrepertoire zählt. Sie dürfen sich dabei wohlfühlen, ohne zu verkrampfen – auch wenn ihr Stil noch Optimierungsbedarf hat.

7 MERKMALE EINES GESUNDEN

UND EFFEKTIVEN LAUFSTILS

FÜSSE

Setzen Sie den Fuß mit fast der ganzen Sohle auf, danach rollen Sie ab, und der letzte Impuls für den neuen Schritt kommt aus dem großen Zeh. Der erste Bodenkontakt erfolgt mit dem Mittelfuß. Vermeiden Sie den Fußaufsatz mit der Ferse, weil dabei das Bein zu stark gestreckt ist und große Kräfte auf Sprung-, Knie- und Hüftgelenk wirken, die zu frühzeitigem Verschleiß führen können. Auch das sogenannte „Vorfußlaufen" sollten Sie den Sprintern oder allenfalls noch den Mittelstrecklern überlassen. Wer versucht, lange Strecken bei ruhigem Tempo auf dem Vorfuß zu laufen, belastet seine Waden übermäßig und ermüdet rasch. Überlastungsschäden sind programmiert.

HÄNDE

Die meisten Läufer empfinden es als angenehm, die Hände weder auszustrecken noch zu einer Faust zu ballen. Beugen Sie einfach die Finger ganz locker und lassen Sie den Daumen auf dem Zeigefinger ruhen. Ausgehend von den Händen, entspannt sich Ihr ganzer Körper.

HÜFTE

Achten Sie darauf, aus dem Laufen kein Sitzen zu machen. Hüftstreckung ist ein entscheidendes Merkmal eines guten Laufstils.

KOPF

Halten Sie den Kopf gerade, und richten Sie Ihren Blick circa 30 Meter vor Ihnen auf den Weg.

BEINE

Heben Sie die Knie nur so weit, wie es für Ihr aktuelles Tempo nötig ist. Wie große Schritte Sie machen, hängt von Ihrer Konstitution und Ihrem Körperbau ab. Der eine läuft mit großen Schritten, der nächste macht viel kürzere, schnellere Schritte. Beide können das gleiche Tempo mit der gleichen Anstrengung laufen. Sie werden schnell herausfinden, welche Kombination aus Schrittlänge und Schrittfrequenz für Sie optimal und angenehm ist. Vermeiden Sie es, den Fuß mit gestrecktem Knie aufzusetzen. Das schont die Gelenke in Hüfte, Knie und Fuß.

OBERKÖRPER

Sie laufen aufrecht. Versuchen Sie dabei, die Brust ein wenig herauszudrücken und nehmen Sie die Schultern zurück. Vermeiden Sie ein Hohlkreuz genauso wie eine zu starke Vorlage. Das Allerwichtigste ist aber: Bleiben Sie ganz locker, denn Ihr Oberkörper leistet beim Laufen nicht die Hauptarbeit, das überlässt er Beinen und Armen.

ARME

Die Arme schwingen locker mit und sind im Ellenbogen nicht mehr als 90 Grad gebeugt. Drehen Sie dabei die Hände nicht nach außen, führen Sie aber die Arme auch nicht zu stark vor den Körper. Tipp: Die Hände werden an den Hüftknochen vorbei nach vorn oben in Richtung Brust geführt, ohne dabei eine gedachte Linie vom Kinn zum Bauchnabel zu überqueren.

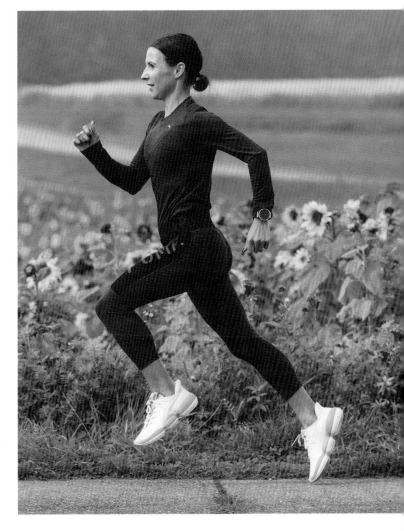

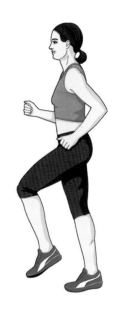

7 ÜBUNGEN

FÜR EINE BESSERE

LAUFTECHNIK

»

SO VERBESSERN SIE DIE TECHNIK. UND STÄRKEN GLEICHZEITIG IHRE MUSKELN AN BEINEN UND FÜSSEN

Sie können Ihre Technik natürlich verbessern, indem Sie einfach während des Laufens darauf achten. Besser ist es allerdings, einmal in der Woche mit speziellen Übungen an Ihrem Stil zu feilen, die gleichzeitig Ihre Bein- und Fußkraft steigern. Voraussetzung dafür ist eine ganz ebene Fläche wie der kurz gemähte Rasen in einem Stadion, eine Laufbahn oder ein gepflegter Parkweg.

① SKIPPINGS

Auf Deutsch würde man diese Übung Fußgelenklauf nennen. Aber das tut eigentlich niemand. Sie bewegen sich mit kleinen Schritten vorwärts, setzen dabei den Fuß mit der Spitze auf und drücken die Ferse auf den Boden, bevor Sie den nächsten Schritt machen. Das Knie heben Sie dabei nur gering. Die Arme unterstützen bewusst die dynamische Vorwärtsbewegung. Beginnen Sie die Übung langsam, achten Sie auf die korrekte Ausführung, und steigern Sie dann stetig die Trittfrequenz.

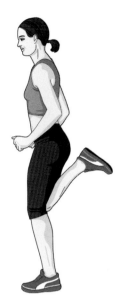 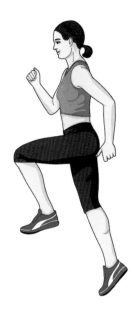

—

② ANFERSEN

Beim Anfersen berühren Sie im lockeren Laufen bei jedem Schritt mit der Ferse das Gesäß. Die Vorwärtsbewegung ist dabei gering. Der Oberkörper ist etwas mehr in Vorlage als beim „normalen" Laufen. Achten Sie darauf, dass die Hüfte „gestreckt" ist und dass Sie mit dem Vorfuß aufsetzen. Beginnen Sie langsam, die Frequenz sollten Sie erst dann steigern, wenn Sie die Übung gut beherrschen.

—

③ HOPSERLAUF

Jedes Kind beherrscht den Hopserlauf, ohne dass man ihm sagen muss, was zu tun ist. Erwachsene müssen diesen Bewegungsablauf lernen, wenn sie ihn 20 Jahre lang nicht geübt haben. Wenn Sie mit links abspringen, ist dies auch Ihr Landebein. Durch einen kurzen Zwischenhopser wechseln Sie dann Ihr Absprungbein. Nehmen Sie beim Absprung die Arme mit, setzen Sie das Schwungbein intensiv ein, um an Höhe zu gewinnen. Der Oberschenkel sollte bis in die Waagerechte geführt werden.

»
_____

MINDESTENS EINMAL PRO WOCHE SOLLTE DAS LAUF-ABC AUF DEM PROGRAMM STEHEN

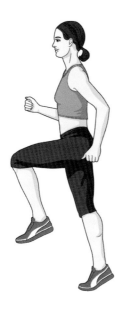

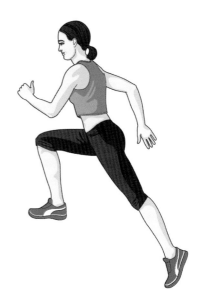

④ KNIEHEBELAUF

Der Kniehebelauf unterscheidet sich von den Skippings hauptsächlich durch einen höheren Kniehub. Der Oberschenkel des Schwungbeins kommt dabei bis in die Waagerechte. Sie bewegen sich auf dem Vorfuß. Achten Sie auf Fuß-, Knie- und Hüftstreckung. Auch hier können Sie die Schrittfrequenz variieren. Allerdings ist eine technisch saubere Durchführung immer wichtiger als die Höhe der Frequenz. Die Arme unterstützen die leichte Vorwärtsbewegung.

⑤ SPRUNGLAUF

Für den Sprunglauf brauchen Sie ein paar Schritte Anlauf. Diese Übung ist sehr anspruchsvoll und verlangt eine hohe Körperspannung. Nach dem kurzen Anlauf springen Sie mit dem rechten oder linken Bein ab. Achten Sie darauf, dass das Absprungbein optimal gestreckt ist und das Schwungbein in der Waagerechten steht. Verharren Sie bis kurz vor der Landung in dieser Position. Kennzeichen des Sprunglaufs ist eine hohe Flugbahn. Setzen Sie nun mit dem Schwungbein auf und drücken Sie sich gleich zum nächsten Sprung ab. Mehr als zehn Sprünge sollten Sie zu Beginn nicht in einer Serie unterbringen.

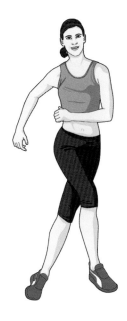

⑥ ÜBERKREUZEN

Diese Übung ist ein Seitwärtslauf, bei dem Sie Ihre Beine in einer Scherbewegung überkreuzen – daher auch der Name der Übung. Das koordinativ Anspruchsvolle an dieser Bewegung ist, dass Sie einmal das linke, dann wieder das rechte Bein vornehmen. Auch hier sollten Sie auf einen bewusst kräftigen Abdruck achten.

⑦ STEIGERUNGSLÄUFE

Diesen Übungen können Sie dann noch sogenannte Steigerungsläufe folgen lassen. Dabei laufen Sie ganz locker los und erhöhen über 100 Meter Ihr Tempo immer mehr, bis Sie am Ende fast Ihre individuelle Höchstgeschwindigkeit erreichen. Achten Sie dabei besonders auf die Lauftechnik, bleiben Sie entspannt, und hören Sie auf, bevor Sie das Gefühl haben, nicht mehr beschleunigen zu können.

»

BLEIBEN SIE ENTSPANNT. HÖREN SIE AUF, BEVOR SIE NICHT MEHR BESCHLEUNIGEN KÖNNEN

KAPITEL — 3

WETTKAMPF

Zusammen mit den besten Athleten einer Stadt, eines Landes oder der ganzen Welt an der Startlinie stehen. Das ist in kaum einer anderen Sportart möglich. Aber das ist nur einer der vielen Aspekte, wegen denen die Teilnahme an Laufevents ein Erlebnis ist, das sich kein Läufer entgehen lassen sollte.

Sabrina Mockenhaupt

—

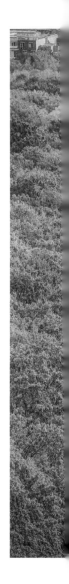

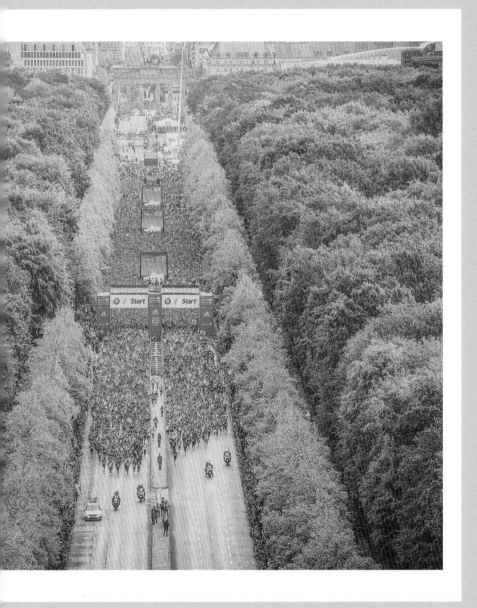

ÜBER ZIELE, PLÄNE UND DIE FÄHIGKEIT,

AM TAG X VOLL DA ZU SEIN

Während meiner Karriere als Spitzenathletin begann meine Wettkampfvorbereitung meistens an einem Wintertag. Ich saß mit meinem Trainer am Tisch, und wir ließen das zu Ende gehende Jahr Revue passieren. Was war gut? Was weniger? Was sollten wir im neuen Jahr wiederholen? Was müssen wir besser machen? Natürlich macht jeder Fehler, aber man sollte aus ihnen lernen und nie den gleichen Fehler zweimal machen. Dann haben wir uns gemeinsam überlegt, was das große Ziel im neuen Jahr sein würde. Ohne Ziel lassen sich Wettkämpfe kaum planen und das Training ist nur schwer zu steuern. Um das große Ziel zu erreichen, wird entschieden, wann welche Schwerpunkte im Training gesetzt werden.

Als Nächstes haben wir geplant, welche Rennen ich zur Vorbereitung auf den wichtigsten Wettkampf des Jahres laufe. Im Rennen fiel es mir oft viel leichter, mich zu quälen, als im Training. Außerdem schnuppert man Wettkampf-Feeling. Man sollte allerdings nicht alle Vorbereitungswettkämpfe zu ernst nehmen, sonst droht die Gefahr, beim wichtigsten Rennen mental am Ende zu sein.

Und in diesem Zustand kann niemand das abrufen, was er dank des Trainings körperlich eigentlich draufhat.

Denn beim Laufen gilt: Rennen gewinnt man, und Bestzeiten erzielt man, indem man im Rennen an alle Reserven rankommt, die man im Training aufgebaut hat. Und das funktioniert nur mit großer Frische in Kopf und Körper. Deshalb ist es so wichtig, ausgeruht am Start zu stehen. Einen Tag vor dem Wettkampf laufe ich auch heute noch ganz locker ein paar Kilometer und lasse dann ein paar Steigerungsläufe folgen, die mir ein gutes Gefühl für ein hohes Tempo geben. Ansonsten schone ich meine Beine: keine langen Spaziergänge durch die Stadt, kein ausgedehntes Bummeln über Marathonmessen. Jetzt ist Beine hochlegen angesagt. Das ist das Wichtigste am Tag davor.

»

AM ANFANG STEHT DIE ZIELSETZUNG. DENN OHNE ZIEL LASSEN SICH WETTKÄMPFE KAUM PLANEN UND DAS TRAINING IST NUR SCHWER ZU STEUERN

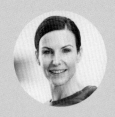

»
_____

BEINE
HOCHLEGEN.
AUSRUHEN.
ENTSPANNEN.
VORFREUDE.
**DAS IST DAS
WICHTIGSTE
VOR JEDEM
RENNEN**

Meine Sachen für den Wettkampf (Trikot, Schuhe, Socken, Sicherheitsnadeln) packe ich bereits am Abend vorher, damit ich nichts vergesse. Beim Abendessen ist es wichtig, dass die Kohlenhydrate auf den Teller kommen, die ich für meinen Lauf auch brauche. Ich bevorzuge Vollkornnudeln oder Kartoffeln. Dabei achte ich darauf, dass ich genug trinke: vor, beim und nach dem Lauf. Morgens stehe ich mindestens drei Stunden vor dem Start auf. Mein Frühstück ist ganz leicht: Weißbrot mit Honig oder Marmelade.

Direkt vor dem Rennen benötige ich Ruhe. Hektik stört und macht unsicher. Ich bin immer früh genug im Startbereich, sodass ich mich vernünftig aufwärmen und mental vorbereiten kann. Ein bestimmtes Ritual vor einem Rennen habe ich nicht. Wenn ich dann am Start stehe, bin ich schon ein wenig nervös, aber das legt sich, sobald ich die Startlinie überquert habe. Dann konzentriere ich mich ganz auf mich selbst und versuche, ein optimales Rennen zu laufen.

Was Sie tun können, damit Ihr Wettkampf optimal läuft, lesen Sie in diesem Kapitel.

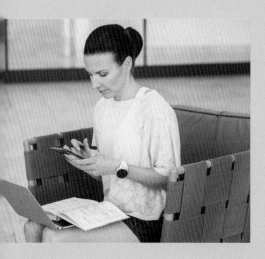

MIT DEN BESTEN DER STADT,

DES LANDES ODER DER GANZEN WELT

In wie vielen Sportarten hat man schon die Möglichkeit, mit den Besten der Welt in ein und demselben Wettkampf an den Start zu gehen? Um beispielsweise in Wimbledon gegen Roger Federer und Rafael Nadal antreten zu dürfen, müssen Sie einer der besten Tennisspieler der Welt sein. Beim Laufen ist das anders. Bei den großen City-Marathons wie dem BMW Berlin-Marathon, bei dem Jahr für Jahr weit über 40.000 Läufer gemeinsam mit Spitzenathleten an der Startlinie im Tiergarten stehen, werden die Hobbyathleten vom Publikum genauso gefeiert wie die Stars. Nur wenige Minuten, nachdem Top-Athleten wie Weltrekordler Eliud Kipchoge oder der beste Bahnläufer aller Zeiten, Kenenisa Bekele, auf die Strecke gegangen sind, laufen Zehntausende auf dem selben Kurs. Und das nicht nur bei den ganz großen Marathons in Berlin, New York, London, Chicago, Boston oder Tokio, sondern bei tausenden Laufevents auf der ganzen Welt. Diese Läufe sind die große Bühne für die globalen, nationalen, regionalen und lokalen Top-Athleten – aber auch für jedermann. Sich einmal wie ein umjubelter Star zu fühlen – hier ist es möglich. Laufevents können auch ein toller Anlass zum Reisen sein. Und bei einem Trip in neue Städte, um dort zu laufen, lernt man Land und Leute ganz anderes kennen, als wenn man als „normaler Tourist" unterwegs ist.

Auch das Training macht gleich doppelt so viel Spaß, wenn es in einen Wettkampf mündet. Sie bereiten sich über Wochen und Monate gezielt auf einen bestimmten Tag vor, an dem Sie alles abrufen. Positiver Nebeneffekt: Sie betreiben in der Wettkampfvorbereitung aktive Gesundheitspflege. Wobei Wettkampf eigentlich der falsche Begriff ist. Sie laufen ja nicht gegen die anderen, sondern gemeinsam mit den anderen für Ihre eigenen Ziele. Und Sie teilen diese unbestimmte Mischung aus Vorfreude und Anspannung vor dem Start. Laufen ist zwar ein Einzelsport, wird aber durch den Wettkampf zu einem echten Gemeinschaftserlebnis.

EINFACH GENIESSEN
—
Gehen Sie bei Ihren Wettkämpfen nicht immer an die Leistungsgrenze. Saugen Sie die Atmosphäre an der Strecke und in der Stadt auf. Nehmen Sie auch die Schönheiten und Sehenswürdigkeiten am Streckenrand bewusst wahr. Lassen Sie sich von der Unterstützung der Zuschauer tragen.

»
_____

BEI LAUFEVENTS WIE DEM KÖLN-MARATHON STEHEN
DIE TOP-ATHLETEN GEMEINSAM MIT ZIGTAUSENDEN
HOBBYLÄUFERN GEMEINSAM AN DER STARTLINIE.
DAS GIBT'S SO NUR BEIM LAUFEN

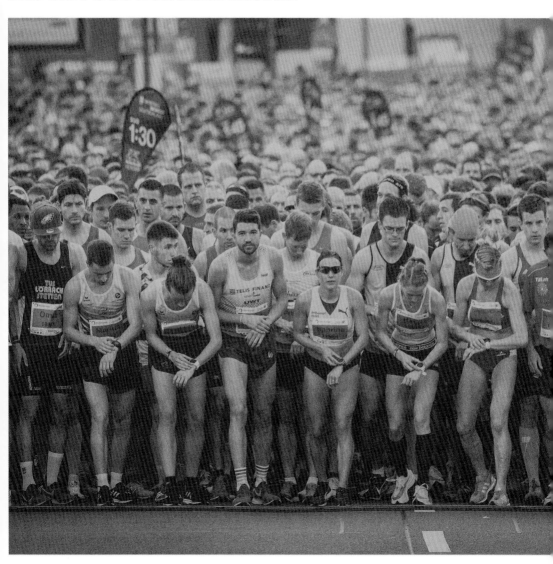

GUT TRAINIERT, TOP MOTIVIERT UND

MIT EINER GUTEN PORTION LOCKERHEIT

Jeder Wettkampf ist etwas Besonderes, doch nie ist das Kribbeln so groß wie vor dem Debüt. Sie können noch so gut trainiert haben und den Lauf zigmal im Kopf durchgegangen sein – je näher der erste Wettkampf rückt, desto häufiger werden Sie sich fragen, ob Sie auch wirklich gut genug vorbereitet sind. Dass Sie sich körperlich in eine gute Verfassung gebracht haben, wissen Sie, aber ansonsten betreten Sie völliges Neuland. Nicht von ungefähr zahlen viele Läufer bei ihrem Debüt Lehrgeld. Sie lassen sich von den anderen Startern mitreißen und gehen das Rennen zu forsch an, trinken zu wenig oder zu viel oder sind zu warm angezogen. Solche Fehler mögen während des Wettkampfes unangenehm sein, zahlen sich aber im Hinblick auf spätere Rennen oft aus. Schon der große Erfinder Thomas Edison wusste: „Das Schöne an einem Fehler ist, dass man ihn nicht zweimal machen muss." Um dabei jedoch nicht mehr Lehrgeld als nötig zu zahlen, sollten Sie im Vorfeld Ihres ersten Wettkampfes ein paar Weichen stellen. So ist es ratsam, für das Debüt einen Lauf auszuwählen, bei dem nicht nur die Distanz, sondern auch das Starterfeld überschaubar ist.

An jedem Wochenende finden unzählige Fünf- oder Zehn-Kilometer-Volksläufe statt, sicher auch in Ihrer Gegend. Dort sind die Wege zwischen Umkleide und Start nicht so weit, und wegen des geringeren Zulaufs an Läufern und Zuschauern müssen Sie sich keine Sorgen über eine frühzeitige Anreise machen. Hier können Sie sich stattdessen ganz auf das Laufen konzentrieren und erste Wettkampf-Kilometer sammeln. Außerdem sind selbst kleinere Rennen in der Regel top organisiert. Lief der erste Wettkampf erfolgreich, können Sie sich immer noch an größere Distanzen und größere Rennen heranwagen. Mitentscheidend für einen erfolgreichen ersten Wettkampf ist die mentale Einstellung: Seien Sie motiviert, aber nicht verbissen. Legen Sie sich eine Strategie zurecht. Ihre Form können Sie aufgrund der Trainingseindrücke relativ gut beurteilen.

BETRACHTEN SIE DEN ERSTEN WETTKAMPF ALS SCHULE
—
Setzen Sie die Erwartungshaltung bei Ihrem ersten Wettkampf nicht zu hoch an. Betrachten Sie das Rennen als eine Art Testballon. So nehmen Sie sich selbst den Druck. Analysieren Sie nach dem Wettkampf in Ruhe, was Sie in Zukunft besser machen können.

Kalkulieren Sie, welche Zielzeit Sie für realistisch halten, und legen Sie auf dieser Basis gleichmäßige Kilometer-Zwischenzeiten fest. Lassen Sie sich nicht von dem Tempo beunruhigen, das die anderen möglicherweise vorlegen, sondern laufen Sie Ihr Rennen.

Ein langer Atem macht sich nicht nur während eines Wettkampfes bezahlt, sondern auch in der Vorbereitung. Eine gute Grundverfassung und eine langfristige Planung sind die Voraussetzungen für einen erfolgreichen Wettkampf. Viele Läufer ignorieren das und schrauben ihr Trainingspensum zu schnell nach oben, nachdem sie sich für eine Wettkampf-Teilnahme entschieden haben. Damit tun sie sich langfristig keinen Gefallen. Die Muskeln passen sich wachsenden Anforderungen zwar schon nach wenigen Tagen an, doch Sehnen, Bänder und Knochen benötigen dafür Wochen, wenn nicht gar Monate. Überlastungsschäden sind leider häufig die Folge.

Gehen Sie Ihre Wettkampfplanung eher defensiv an, und erhöhen Sie Trainingsumfang und -intensität behutsam. Einen Zehn-Kilometer-Wettkampf kann ein Laufanfänger bei entsprechendem Trainingseifer schon nach weniger als einem Jahr gut absolvieren. Bis Sie jedoch in der Lage sind, Ihren ersten Marathon zu beenden, ohne Überlastungsschäden zu riskieren, sollten schon mindestens zwei Jahre mit vielen Trainingskilometern ins Land gehen.

Stimmt die Grundform, geht es an das Definieren Ihres Wettkampfziels. Bei welchem Wettbewerb möchten Sie starten? Über welche Distanz? Und welche Zeit möchten Sie erzielen? Je langfristiger Sie dabei planen, desto besser. Wenn Sie Ihre Planung beispielsweise auf einen Marathon ausrichten, dann sollten Sie in der Vorbereitung auch ein paar Testwettkämpfe über zehn Kilometer oder die Halbmarathondistanz einplanen. Hier sehen Sie, wo Sie wirklich stehen, und können Ihr Ziel noch einmal korrigieren.

LASSEN SIE SICH DURCHCHECKEN

—

Laufen ist ein gesunder Sport. Doch immer wieder kommt es vor, dass Starter bei einem Lauf kollabieren oder sogar sterben. In Ihrem eigenen Interesse sollten Sie sich daher spätestens ab dem 40. Lebensjahr vom Arzt Ihres Vertrauens durchchecken lassen, ehe Sie mit dem Training für einen Wettkampf beginnen.

DIE LETZTE WOCHE VOR

DEM TAG X: ERHOLUNG FÜR

KÖRPER UND PSYCHE

In der letzten Woche der Vorbereitung sollten Sie Ihren Trainingsumfang deutlich reduzieren. Man spricht hier auch von der „Tapering-Phase". Dadurch gönnen Sie nicht nur Ihrem Kopf eine Auszeit, sondern erhöhen auch Ihre Leistungsfähigkeit. Wenn Sie nach hartem Training einen Gang zurückschalten, vergrößern sich die Kohlenhydratspeicher in Ihrer Muskulatur. Ihr Körper erholt sich. Ihre Psyche ist bereit, Großes zu leisten. Jedes harte Training kurz vor dem Wettkampf würde Ihre Leistung senken. Apropos Kohlenhydrate: Um mit ideal gefüllten Speichern am Start zu stehen, sollten Sie in den letzten Tagen vor dem Wettkampf Ihre Kohlenhydratzufuhr noch einmal erhöhen. Die traditionelle Pasta-Party im Vorfeld reicht aber nicht. Besser ist es, sich schon in der letzten Vorbereitungswoche um eine regelmäßige, erhöhte Kohlenhydratzufuhr zu kümmern. Man spricht hier auch vom Carbo-Loading. Mehr darüber im Kapitel Ernährung.

—

FRÜHZEITIG ANMELDEN

Haben Sie sich für eine Wettkampfteilnahme entschieden, sollten Sie sich so früh wie möglich bei Ihrem Wunschrennen anmelden. So schaffen Sie Verbindlichkeit und riskieren nicht, dass alle Startplätze schon vergriffen sind. Außerdem sparen Sie bares Geld, weil Veranstalter die Preise oft anziehen, je näher der Wettkampf rückt. Gerade bei größeren Rennen werden Sie auch um die Angabe Ihrer Bestzeit oder Ihrer angestrebten Zeit gebeten. Bleiben Sie realistisch, sonst landen Sie in einer zu schnellen Startgruppe und werden zum Hindernis für andere Läufer.

REALISTISCHE ZIELZEITEN ERRECHNEN

—

Der US-amerikanische Trainingswissenschaftler Pete Riegel hat in den 1970er-Jahren auf der Basis empirischer Untersuchungen Formeln erstellt, mit denen Sie anhand Ihrer aktuellen Zeiten auf kürzeren Distanzen realistische Zielzeiten für längere Strecken berechnen können.

10.000 METER
5.000-Meter-Zeit x 2,099

HALBMARATHON
5.000-Meter-Zeit x 4,667
10.000-Meter-Zeit x 2,223

MARATHON
5.000-Meter-Zeit x 9,798
10.000-Meter-Zeit x 4,667
Halbmarathon-Zeit x 2,099

EXTRA

SO FINDEN SIE
DIE RICHTIGE **WETTKAMPF-**
DISTANZ FÜR SICH SELBST

Über welche Distanz möchten Sie antreten? Gehen Sie in sich, und finden Sie heraus, wie viel Zeit Ihnen in der Woche zum Training zur Verfügung steht. Alles andere als eine realistische Einschätzung bringt Sie nicht weiter. Ihre momentane körperliche Verfassung spielt bei der Streckenwahl eine wichtige Rolle. Seien Sie ehrlich zu sich selbst, träumen können Sie später. Unsere Checkliste hilft Ihnen bei der Entscheidung. Je mehr Aussagen auf Sie zutreffen, desto eher passt die Strecke zu Ihnen.

ZEHN KILOMETER
√ ich absolviere seit mindestens sechs Monaten regelmäßig Lauftraining.
√ ich plane meinen ersten Wettkampf.
√ ich habe maximal zwei- bis dreimal die Woche Zeit fürs Training.
√ ich mag es, zügig zu laufen.

HALBMARATHON
√ ich absolviere seit mindestens 12 Monaten regelmäßig Lauftraining
√ meine Muskulatur ist gut trainiert
√ ich habe schon mehrere Zehn-Kilometer-Läufe problemlos absolviert
√ ich kann mich gut motivieren
√ ich habe Zeit, mindestens dreimal die Woche zu trainieren

MARATHON
√ ich absolviere seit mindestens 18 Monaten regelmäßig Lauftraining
√ ich verfüge über sehr gut trainierte Muskeln
√ ich habe mindestens einen Halbmarathon erfolgreich absolviert
√ ich fühle mich körperlich sehr fit
√ ich halte mich für sehr motivationsstark
√ ich habe Zeit, regelmäßig mindestens viermal pro Woche zu trainieren

DER TAG X: DARAUF

KOMMT ES IN DEN STUNDEN

VOR DEM START AN

Am Wettkampftag steht idealerweise nur noch Laufen auf Ihrer Agenda. Ihr Wecker sollte etwa drei Stunden vor dem Start klingeln. So lange benötigt Ihr Organismus, bis er voll leistungsfähig ist. Da die meisten Wettkämpfe vormittags (zwischen acht und elf Uhr) gestartet werden, sind „Lerchentypen" im Vorteil.

—

DER TOILETTEN-PUFFER

Ein heikles Thema am Wettkampftag ist der Toilettengang. Die Schlange vor den Klohäuschen im Startbereich ist oft lang. Zugleich sind alle angespannt, weil niemand den Startschuss auf dem Dixi-Klo erleben möchte. Ideal wäre daher, sein „Geschäft" noch in aller Ruhe zu Hause oder im Hotel zu verrichten. Doch das funktioniert nicht immer – zumal Sie gut hydriert ins Rennen gehen sollten. Und wer möchte schon gern mit halbvoller Blase loslaufen? Planen Sie also einen Toiletten-Puffer von 15 Minuten vor dem Start ein. Für alle Fälle.

—

DAS RICHTIGE TIMING

Niemand möchte sich vor dem Rennen hetzen müssen. Genauso wenig möchte man zu lange warten, bis der Startschuss fällt. Planen Sie großzügig, ziehen Sie sich in Ruhe um, aber gehen Sie auch nicht verfrüht in den Start-

block. Bei den meisten Rennen reicht es, wenn Sie 15 Minuten vor dem Start dort sind. Zu langes Warten schürt nur die Nervosität.

—

AUFWÄRMEN UND WARM BLEIBEN

In Ihrem Startblock geht es zwar oft eng zu, aber für lockeres Traben oder Hüpfen auf der Stelle findet sich immer ein Plätzchen. Leichtes Aufwärmen ist immer sinnvoll, bei Zehn-Kilometer-Rennen ist es sogar ein Muss. Bei einem Marathon hängt es von Ihren Ambitionen ab. Wer es langsam angehen möchte, muss sich nicht ausgiebig warm machen. Viele Veranstalter verteilen Plastikumhänge. Die sorgen dafür, dass Sie im Startblock stehend nicht zu sehr auskühlen.

—

BLEIBEN SIE GELASSEN

Vor dem Start geht es immer hektisch und eng zu. Jeder möchte nach wochen- und monatelanger Vorbereitung endlich loslaufen. Lassen Sie sich von der Nervosität nicht anstecken. Das Rennen beginnt zwar mit dem Startschuss, doch Ihre Netto-Zeit wird erst genommen, sobald Sie die Startlinie überschreiten. Es besteht also kein Grund zu übertriebener Hektik beim Loslaufen. Denken Sie daran, Ihre Uhr zu starten, wenn Sie die Startlinie überqueren. Los geht's, viel Spaß!

FÜNF MASSNAHMEN, UM PERFEKT **VORBEREITET** AN DER STARTLINIE ZU STEHEN

1 »
FUSSNÄGEL SCHNEIDEN

Kaum etwas ist schmerzhafter als blaue Zehen, die durch den Druck der Schuhe auf zu lange Fußnägel verursacht werden. Schneiden Sie sich ein paar Tage vor dem Wettkampf die Fußnägel.

2 »
VIEL TRINKEN

Aber keinen Alkohol. Gegen ein Genussbier oder einen Wein ist eigentlich kaum etwas einzuwenden. Doch gerade in der letzten Woche vor dem Wettkampf sollten Sie ganz auf Alkohol verzichten. Trinken Sie stattdessen viel Wasser oder Schorlen.

3 »
AUSREICHEND SCHLAFEN

Achten Sie in der letzten Woche vor dem Wettkampf auf ausreichende Schlaf- und Ruhezeiten. Besonders die vorletzte Nacht vor dem Rennen gilt als entscheidend, um am Tag X frisch zu sein. Schlafen Sie mal richtig aus. Warum nicht die letzte Nacht die wichtigste ist? Weil es den wenigsten Läufern vergönnt ist, sieben oder acht Stunden durchzuschlafen. Gegen die Anspannung kann man nun einmal nichts machen. Außerdem klingelt der Wecker oft in den frühen Morgenstunden, weil der Startschuss meist sehr früh fällt.

4 »
MARSCHROUTE FESTLEGEN

Was für Wettkampfdebütanten gilt, lässt sich auch auf erfahrene Läufer übertragen: Legen Sie sich auf eine Zielzeit fest, und definieren Sie Ihre gewünschten Zwischenzeiten oder den Pulsbereich, in dem Sie laufen wollen. Viele Läufer „fahren" mit einem möglichst gleichmäßigen Tempo am besten. Im Startgetümmel eines Halbmarathons oder Marathons ist es aber nicht immer einfach, auf den ersten Kilometern seine Ziel-Zwischenzeiten einzuhalten. Berücksichtigen Sie das bei Ihrer Planung, und kalkulieren Sie für die ersten Kilometer etwas langsamere Durchgangszeiten ein. Nach ein paar Tausend Metern hat sich das Feld dann meistens schon beträchtlich entzerrt, und Sie können ohne Probleme Ihr eigenes Rennen laufen.

5 »
ABLÄUFE PLANEN

Wer für seinen Wettkampf weit reisen muss, sollte sich allein schon wegen des Transfers und der Hotelbuchung frühzeitig Gedanken machen. Doch auch wenn Sie sich für ein Rennen vor Ihrer „Haustür" entschieden haben, sollten Sie den Wettkampftag im Vorfeld durchplanen: Wie ist die Streckenführung, wann hole ich meine Startunterlagen ab, wie reise ich an, wann muss ich wo sein, wo postiere ich Freunde und Familie zur Unterstützung? Machen Sie sich im Vorfeld Gedanken, umso entspannter wird dann der Tag X.

SCHNELL LOSLAUFEN, OHNE SEIN
PULVER ZU FRÜH ZU VERSCHIESSEN

Die zehn Kilometer sind wohl die beliebteste unter allen Wettkampfstrecken. Es gibt kaum ein Laufevent, bei denen die Distanz nicht im Angebot ist. Es gibt sogar deutschlandweit einige Großevents über zehn Kilometer mit Tausenden von Startern. Nicht zu vergessen die Firmenläufe, Frauenläufe und Co. über Distanzen zwischen fünf und zehn Kilometern, die in den vergangenen Jahren in fast allen Großstädten entstanden sind und sich großer Beliebtheit erfreuen. Wer es ruhiger mag, tritt einfach bei einem der zahllosen Volksläufe an, die an jedem Wochenende in Deutschland ausgetragen werden.

Ein Zehn-Kilometer-Lauf ist eine Distanz, die Sie bei entsprechender Vorbereitung auch in einer hohen Intensität (85 bis mehr als 90 Prozent der maximalen Herzfrequenz) bewältigen können. Anders als beim Halbmarathon oder Marathon müssen Sie sich aufgrund der Kürze der Strecke und der Belastung keine Sorgen über Ihre Kohlenhydratspeicher machen. Insofern ist die Taktik für den Wettkampf klar: Laufen Sie schnell, aber verschießen Sie Ihr Pulver nicht frühzeitig. Auf der zweiten Streckenhälfte sollten Sie immer noch ein wenig zulegen können. Ansonsten wird auch dieser verhältnismäßig kurze Wettkampf zur Qual. Legen Sie vor dem Rennen ein Herzfrequenzlimit für die ersten sieben Kilometer fest. Fühlen Sie sich danach noch gut, können Sie auch darüber hinausgehen. Rückt das Ziel in Reichweite, können Sie noch einmal alles aus sich herausholen und sich ins Ziel tragen lassen. Genießen Sie die letzten Meter. Sie entlohnen für die Mühe. Da es bei einem Zehn-Kilometer-Lauf gleich vom Start weg relativ zügig losgeht, sollten Sie großes Augenmerk auf ein Warm-up von mindestens zehn Minuten legen, zu dem lockeres Traben, Dehnübungen und ein paar Steigerungsläufe gehören. Dadurch erhöhen Sie sanft Ihre Körpertemperatur und aktivieren alle wichtigen Muskelgruppen. Sie haben das richtige Maß getroffen, wenn Sie leicht angewärmt (nicht in Schweiß gebadet) an den Start treten.

**DER WETT-
KAMPF-FAKTOR:
VERSCHIEBEN SIE
IHRE GRENZEN**
—

Im Wettkampf ist jeder bereit, ein paar Prozent mehr aus sich herauszuholen. Wer im Training Schwierigkeiten bekommt, nimmt etwas Tempo heraus oder bricht die Einheit ganz ab. Wer im Wettkampf Probleme bekommt, ist viel eher bereit, die Zähne zusammenzubeißen. Auf diese Weise vollbringen Sie Leistungen, die Sie nie für möglich gehalten hätten. Aber: Kein Wettkampf ist es wert, seine Gesundheit zu ruinieren. Wenn gar nichts mehr geht, ist Aufgeben der größte Sieg, den Sie erringen können.

CHECKLISTEN FÜR DEN WETTKAMPF
DAS MUSS IN DIE SPORTTASCHE

Bei vielen Veranstaltern erhalten Sie zusammen mit Ihren Startunterlagen einen großen Beutel, der mit Ihrer Startnummer und Ihrem Namen versehen ist. Diesen Beutel können Sie mitsamt allen Kleidungsstücken und Utensilien, die Sie für den Wettkampf nicht benötigen, vor dem Start beim Veranstalter in Verwahrung geben und nach dem Rennen wieder abholen. Doch was benötigen Sie überhaupt für den Wettkampftag?

DIE TASCHE AM TAG VORHER PACKEN
—

Um Stress zu reduzieren und nichts Wichtiges zu vergessen, sollten Sie Ihre Tasche in aller Ruhe am Tag vor dem Wettkampf packen. Bringen Sie am besten auch schon Ihren Zeitmess-Chip am Schuh an, und befestigen Sie Ihre Startnummer am Shirt.

DAS MUSS MIT

❶ FÜR DIE ZEIT VOR DEM START
Wasser, Saftschorle, Sportdrink

❷ FÜR DAS RENNEN
Laufschuhe, Laufsocken, Laufhose (Länge und Dicke je nach Witterung), Laufshirt (Länge und Dicke je nach Witterung) (Funktions-)Unterwäsche, Startnummer, Zeitmesschip (eigener Chip bzw. Leihchip vom Veranstalter), Pulsuhr, Sport-BH (bei Frauen)

❸ FÜR DIE ZEIT NACH DEM ZIELEINLAUF
Duschgel/Shampoo, Handtuch, Badeschlappen, Unterwäsche zum Wechseln, Straßenkleidung

DAS KANN MIT

❶ FÜR DIE ZEIT VOR DEM START
Kleiner Snack (Banane, Müsliriegel), Pflaster (zum Abkleben der Brustwarzen; ab Halbmarathon zu empfehlen), Vaseline oder Hirschtalg (zum Einreiben empfindlicher Stellen, wie Innenseiten der Oberschenkel, Achselbereich; ab Halbmarathon zu empfehlen), Laufjacke bei schlechter Witterung, um nicht auszukühlen, MP3-Player zur Entspannung, Toilettenpapier (für den Dixi-Klo-Ernstfall)

❷ FÜR DAS RENNEN
Startnummernband (kein Muss, aber angenehmer als Sicherheitsnadeln), Sonnencreme, Kappe, Sonnenbrille (bei Hitze und starker Sonneneinstrahlung), Regenjacke, Armlinge (lassen sich bequem aufrollen, wenn es wärmer wird), Trinkgürtel, Energie-Gels, Stirnband, Schweißband

❸ FÜR DIE ZEIT NACH DEM ZIELEINLAUF
Kohlenhydratreiches Getränk, Energieriegel/Müsliriegel, ein wenig Geld für alle Fälle

MIT EINEM PULSLIMIT

SICHER INS ZIEL LAUFEN

Bei einem Halbmarathon mit seinen 21,098 Kilometern bewegen Sie sich in einer anderen Dimension als bei einem Lauf über zehn Kilometer. Sie müssen viel stärker mit Ihren Energiereserven haushalten. Auch das Training ist geprägt von längeren, aber auch langsameren Läufen. Ohne spezielle Vorbereitung wird ein Zehn-Kilometer-Läufer einen Halbmarathon vielleicht beenden können, aber ein Zuckerschlecken wird das nicht.

Es gibt mittlerweile unzählige Halbmarathon-Veranstaltungen in Deutschland. Interessant ist ein Trend der vergangenen Jahre: Bei immer mehr City-Marathons sind die Teilnehmerzahlen beim Halbmarathon (quasi dem „Vorprogramm") höher als bei der Königsdisziplin selbst. Der Grund für die wachsende Popularität liegt sicherlich darin, dass die Halbdistanz nicht die mentalen und physischen Mühen eines Marathons verlangt, aber trotzdem eine wirklich große Leistung ist. Plakativ ausgedrückt, ist der Halbmarathon eher etwas für Genießer, der Marathon für Beißer.

Wie beim 10 km Lauf sollten Sie sich auch beim Halbmarathon für die erste Streckenhälfte ein Pulslimit setzen, das 85 % Ihrer maximalen Herzfrequenz nicht überschreiten sollte. In der zweiten Streckenhälfte können Sie dann etwas häufiger über diesen Wert hinausgehen. Vertrauen Sie auf Ihr Gefühl und laufen Sie nur so schnell, wie es Ihnen guttut. Sich an einem Mitläufer zu orientieren und dessen Tempo mitzugehen, kann funktionieren, ist aber nicht immer ratsam.

Bei gut organisierten Läufen ist jeder Kilometer ausgeschildert, sodass Sie bequem Ihre Durchgangszeiten kontrollieren können. Lassen Sie sich nicht aus dem Konzept bringen, wenn Sie bei einer Zwischenzeit langsamer waren als geplant. Das Rennen ist so lang, dass Sie ein paar Sekunden Zeitverlust bequem über mehrere Kilometer verteilt aufholen können.

»

HALBMARATHON IST WAS FÜR GENIESSER, MARATHON WAS FÜR BEISSER

ESSEN UND TRINKEN
AM WETTKAMPFTAG

Wenn Sie alles so machen wie im Training geübt, läuft im Grunde alles richtig. Machen Sie sich auf keinen Fall verrückt. Sie können morgens ruhig eine Tasse Kaffee trinken, wenn Sie das sonst auch tun. Das Frühstück darf ruhig satt machen, mit leerem Magen läuft es sich schlecht. Wichtig ist es, ausreichend zu trinken. Schon vor dem Wettkampf sollten Sie einen halben bis einen Liter Flüssigkeit zu sich nehmen.

—

TRINKEN – JEDE MÖGLICHKEIT WAHRNEHMEN

Etwa alle fünf Kilometer erwartet Sie ein Verpflegungsstand. Dort können Sie üblicherweise zwischen Wasser, Sportgetränken oder Cola wählen. Trinken Sie unabhängig vom Wetter bei jeder Station mindestens einen Becher Wasser. Sie verlieren im Verlauf des Rennens so viel Flüssigkeit, dass jeder Tropfen Gold wert sein kann. Besser ist es, sich zwei Becher zu nehmen. Trinken Sie beide, oder schütten Sie sich den zweiten zur Abkühlung über den Kopf. Das Trinken während des Laufens will gelernt sein. Wer nicht aufpasst, verschüttet das wertvolle Wasser. Die beste Lösung: kurz stehen bleiben. Oder zur Flasche greifen, wenn sie angeboten wird. Aus ihr lässt sich viel leichter trinken.

Cola wird meist erst kurz vor dem Ziel angeboten. Sie kann sich als Rettungsanker erweisen, wenn die Glykogenspeicher leer werden und der Körper nach schnell verwertbaren Energien schreit. Aber auch hier gilt: vor dem Rennen ausprobieren. Denn das Durstgefühl wird nach einem Becher süßer Cola eher noch größer. Und

wirklich erst ganz kurz vor dem Ziel zugreifen, denn sonst sackt der Blutzuckerspiegel nach dem schnellen Push noch tiefer ab, und Sie bekommen noch größere Schwierigkeiten.

—

ESSEN – UNBEKANNTES LIEGEN LASSEN

Mit den Bananen ist das so eine Sache. Fast überall werden Sie als Wettkampfverpflegung angeboten, aber nicht jeder Läufer kommt damit zurecht. Oft liegen auch Apfelsinen oder Äpfel bereit. Was Ihnen zusagt, müssen Sie ausprobieren. Verzichten Sie aber auf neue Erfahrungen. Sprich: Lassen Sie liegen, was Sie noch nie probiert haben. Riegel und Gels gelten als Klassiker der Wettkampfnahrung. Gels haben den Vorteil, dass sie besser zu transportieren und schneller zu verwerten sind. Riegel halten vielleicht länger vor, das Kauen kann aber anstrengend werden. Lange Trainingsläufe eignen sich bestens, um auszuprobieren, was Ihnen bekommt.

—

VORAUSSCHAUEND LAUFEN

Vergleichbar mit Autobahnausfahrten im Straßenverkehr werden auch Verpflegungsstellen im Wettkampf frühzeitig durch Schilder angekündigt. Am Stand verraten Ihnen Schilder, wo Sie welches Getränk bekommen. Machen Sie einen Bogen um die ersten Tische. Dort herrscht meist großes Gedränge. Die hinteren Tische sind üblicherweise weniger frequentiert. Laufen Sie dorthin, und Sie kommen viel schneller an Ihr Wunschgetränk.

BLOSS NICHT ZU SCHNELL

ANFANGEN. UND: DER KOPF ENTSCHEIDET

ÜBER DEN ERFOLG

Ein Marathon ist und bleibt der sportliche Mount Everest für viele Hobbysportler. Die mythischen 42,195 Kilometer sind eben eine hohe, aber überwindbare Hürde. Sowohl vom Trainingsaufwand als auch von der körperlichen und mentalen Anforderung her ist der Marathon noch einmal eine andere Hausnummer als die Halbdistanz.

Um einen Marathon durchzustehen, sollten Sie so langsam laufen, dass Ihr Körper einen großen Anteil der benötigten Energie aus Fetten gewinnen kann, sodass möglichst lange auch Kohlenhydrate zur Verfügung stehen. Wer zu schnell angeht, bekommt es ab Kilometer 30 mit dem „Mann mit dem Hammer" zu tun. Starten Sie auf den ersten Kilometern in Bereich von 75 bis 80 Prozent der maximalen Herzfrequenz. Steigern Sie diese im Verlauf des Rennens auf bis zu 85 Prozent. Wie bei den kürzeren Distanzen gilt auch beim Marathon, dass Sie immer das Gefühl haben sollten, in der zweiten Hälfte des Rennens noch zulegen zu können. Allerdings: Die entscheidende Phase eines Marathons beginnt bei Halbzeit noch lange nicht. Wirklich los geht der Marathon erst ab Kilometer 30. Bis dahin müssen Sie einigermaßen locker laufen können, um sicher und mit einem guten Gefühl zu finishen. Der Vorteil beim Marathon: Dank der Länge der Distanz haben Sie genug Zeit, Ihren Rhythmus zu suchen und zu finden.

Je länger die Distanz, desto heftiger wirken sich Fehler aus. Essen und trinken Sie vor und während des Wettkampfes nichts, was Sie nicht gewohnt sind. Tragen Sie auch keine neue Kleidung oder Laufschuhe. Sonst drohen Blasen und Scheuerstellen.

Beim Marathon spielt auch der Kopf eine große Rolle. Die zehn Kilometer kann man mental noch relativ gut bewältigen, weil die Quälerei – wenn man sie denn als solche bezeichnen möchte – schnell wieder vorbei ist. Ein Halbmarathon oder Marathon dauert aber mehrere Stunden. Wenn die Beine schmerzen und auch der Kopf nicht mehr so recht will, hilft es, sich Zwischenziele zu setzen. Zählen Sie von Kilometer zu Kilometer, oder führen Sie sich vor Augen, wie viel Sie schon geschafft haben. Oder visualisieren Sie den Zieleinlauf, und sagen Sie sich, dass Sie sich dieses Gefühl nicht entgehen lassen wollen.

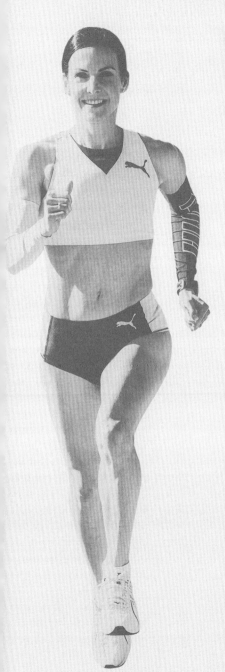

EXTRA

WARUM IST DER MARATHON **GENAU 42,195 KM LANG?**

Dass ein Marathon ungefähr 40 Kilometer lang ist, hat seinen Ursprung im antiken Griechenland. Dem Geschichtsschreiber Herodot zufolge ist im Jahr 490 vor Christus der Läuferbote Pheidippides in zwei Tagen von Athen nach Sparta gelaufen, um Unterstützung für die Athener im Krieg gegen die Perser zu suchen. Daraus wurde dann 500 Jahre später die Legende vom Läufer, der nach dem Sieg der Athener über die Perser in der Schlacht von Marathon nach Athen gerannt ist, den Triumph in der Stadt verkündete und danach tot zusammenbrach. Marathon liegt circa 40 Kilometer von Athen entfernt.

Als die antike griechische Idee von den Olympischen Spielen Ende des 19. Jahrhunderts wiederbelebt wurde, erinnerten sich die Männer um Baron Pierre de Coubertin auch an den legendären langen Lauf und nahmen den Wettbewerb über 40 Kilometer von Marathon nach Athen ins Programm der ersten Olympischen Spiele der Neuzeit auf, die 1896 in der griechischen Hauptstadt stattfanden.

Bis zu Olympia 1908 war der Marathonlauf üblicherweise etwa 25 Meilen (circa 40 Kilometer) lang. Dass sich bei den Sommerspielen in London die heute gültige Strecke von 42,195 Kilometern etablierte, hat mit dem englischen Königshaus zu tun: Der Marathon sollte von Schloss Windsor vor den Toren Londons bis genau vor die königliche Loge im Olympiastadion im Stadtteil Shepherd's Bush führen – und die Vermessung dieser Strecke ergab genau 42,195 Kilometer.

RICHTIG REGENERIEREN,

SCHNELL WIEDER FIT

Grundsätzlich dürfen Sie nach dem Wettkampf tun und lassen, was Sie wollen. Belohnen Sie sich für Ihre Leistung. Doch um schnell zu regenerieren und den Muskelkater in Grenzen zu halten, können Sie trotzdem ein paar Dinge tun:

WEITERGEHEN

Bleiben Sie nach dem Zieleinlauf nicht stehen, sondern gehen Sie ein paar Schritte weiter.

NICHT AUSKÜHLEN

Ziehen Sie sich etwas über, um nicht auszukühlen. Oder suchen Sie rasch die Duschen auf. Nach langer, intensiver Anstrengung ist Erkältungen Tür und Tor geöffnet (Open-Window-Effekt).

IM ZIEL ESSEN UND TRINKEN

Auch wenn es Ihnen direkt nach dem Rennen schwerfällt: Essen Sie bereits im Zielbereich. Bei der reichhaltigen Verpflegung ist für jeden etwas dabei. Essen und trinken Sie langsam. Damit beginnen Sie bereits, Ihre Kohlenhydratspeicher wieder aufzufüllen. Sie werden nach dem Lauf – früher oder später – richtig Hunger haben. Dann sollten Sie sich eiweißreich ernähren. Man weiß mittlerweile, dass gewisse Aminosäuren bei der „Reparatur" der Muskelzellen wertvolle Dienste leisten und die Regeneration beschleunigen können.

KRÄMPFE BEHANDELN

Nicht selten haben Finisher Krämpfe, wenn sie mit dem Laufen aufhören. Sanitäter und Helfer stehen im Zielraum bereit. Sprechen Sie sie an, wenn Sie Beschwerden haben oder sich unwohl fühlen. Als Selbsthilfe ist das moderate Dehnen des entsprechenden Muskels sinnvoll.

MASSIEREN LASSEN

Im Zielbereich werden oft kostenlose Massagen angeboten. Nutzen Sie die Chance – sofern Ihnen die Schlange nicht zu lang ist. Ein heißes Bad nach dem Rennen tut auch gut und kann den Muskelkater lindern.

NACH DEM MARATHON NICHT LAUFEN

Machen Sie in der ersten Woche nach dem ganz langen Lauf nur lockeren Sport. Eine halbe Stunde Radfahren bei niedriger Intensität fördert die Durchblutung, ohne die Muskeln zu überstrapazieren. Warten Sie mit dem Laufen, bis Muskelkater und andere Beschwerden komplett abgeklungen sind, und laufen Sie bei geringer Intensität. Trainieren Sie generell nach einem Marathon nicht zu forsch. Der Körper benötigt mehrere Wochen, bis er sich wieder völlig erholt hat.

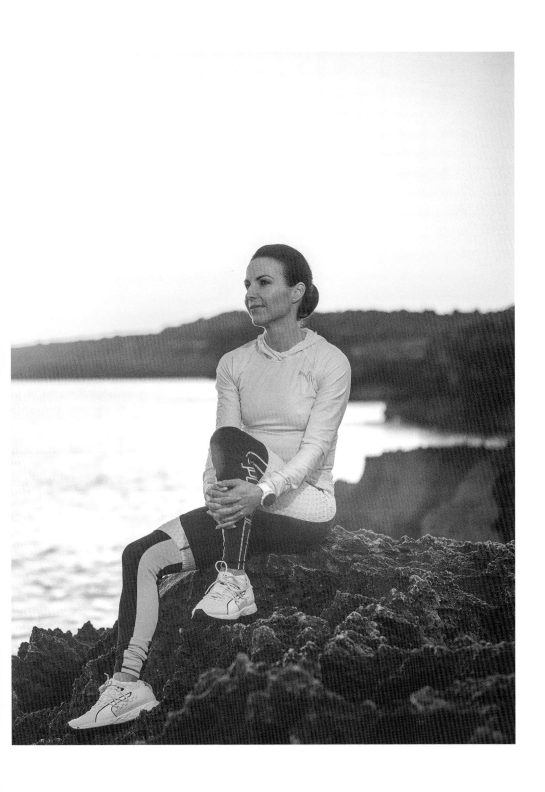

KAPITEL — 4

ERNÄHRUNG

Durch eine ausgewogene Ernährung können Sie Ihre Laufleistung und Ihr Wohlbefinden verbessern. Der Genuss muss dabei keineswegs auf der Strecke bleiben.

Sabrina Mockenhaupt

—

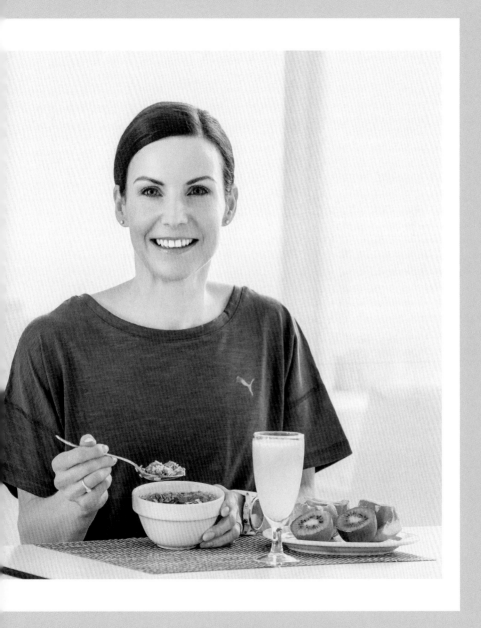

SABRINA MOCKENHAUPT

ÜBER ERNÄHRUNG, GENUSS &

DAS FINDEN DES RICHTIGEN MASSES

Welchen Anteil hat eigentlich die Ernährung an den Erfolgen eines Läufers? Manche sprechen von 70 bis 80 Prozent der Gesamtleistung, die mit der richtigen Ernährung erreicht werden. Das mag ja sein, wenn das Ziel Abnehmen ist und der Erfolg im Verlieren von Pfunden besteht. Wenn es aber auf die Leistung beim Laufen ankommt, habe ich die Erfahrung gemacht, dass das richtige Training im Zusammenspiel mit genügend Schlaf und Regeneration die wichtigsten Bausteine des Erfolgs sind. Vorausgesetzt natürlich, man isst und trinkt genug und ausgewogen. Ausgewogen heißt, dass dem Körper das zur Verfügung gestellt wird, was er braucht um die geforderte Leistung zu bringen. Welchen Anteil dann weitere Details der Ernährung an der Leistung haben? Das lässt sich kaum in Zahlen ausdrücken, geschweige denn wissenschaftlich belegen.

Am Anfang meiner Karriere habe ich mir gar keine Gedanken über die Ernährung gemacht. Schnell gelaufen bin ich trotzdem. Man sollte seine Ernährung nicht verkomplizieren. Möglichst vielfältige und natürliche Lebensmittel zu sich nehmen. Dann ist die Wahrscheinlichkeit schon mal hoch, dass der Körper das bekommt, was er braucht. Wer dann noch die Besonderheiten seines individuellen Stoffwechsels berücksichtigt und auf sein Bauchgefühl hört, macht schon ganz viel richtig. Ich bin zum Beispiel der Typ, der Kohlenhydrate sehr gut verstoffwechselt und nicht unbedingt abnimmt, wenn er sie weglässt. Es gibt Blutuntersuchungen, mit denen sich herausfinden lässt, was jemand gut verträgt und was er eher weglassen solltest. Ich weiß, dass ich Gluten und Lactose nicht gut vertrage und lasse deshalb Milch und glutenhaltige Getreideprodukte bis auf einige Ausnahmen weg.

Neben dem „Was" ist bei der Ernährung aber auch das „Wie" sehr wichtig. Man sollte sich bewusst Zeit zum Essen nehmen und nicht nebenbei Lebensmittel in sich hineinstopfen. Das hilft auch, das Stresslevel im Alltag zu senken. Bewusst zu erfahren und zu genießen, wie eine wohlschmeckende und gesunde Mahlzeit das Hungergefühl erledigt, ist auch für die Gesundheit und Leistungsfähigkeit sehr wichtig. Besonders der Darm als zentrales Verdauungsorgan, in dem die Nährstoffe aus der Nahrung ins Blut wechseln, spielt dabei eine wichtige Rolle. Die Darmgesundheit hat großen Einfluss auf das Immunsystem und auf alle Stoffwechselprozesse. Und sie leidet unter einem zu stressigen Lebenswandel. Bei einer gestörten Darmfunkton nimmt der Körper auch bei einer Top-Ernährung wichtige Nährstoffe nicht mehr ausreichend auf und die Leistung leidet. Deshalb: Nehmen Sie sich Zeit zum Essen und entspannen Sie sich. Das hilft dem Darm und fördert Wohlbefinden und Leistung.

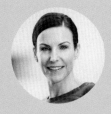

Ich persönlich starte meinen Tag meistens ganz in Ruhe mit einem warmen Hafer-Porridge mit dunklen Früchten wie Heidel- oder Himbeeren oder Granatapfel. In das Porridge kommt ein Teelöfel Leinöl, dessen Omega-3-Fettsäuren das Herz schützen, den Blutdruck sowie die Muskeln stärken und vor rheumatischen Erkrankungen schützen. Das Ganze würze ich noch mit Zimt und Kurkuma. Oft schneide ich auch eine Papaya in das Porridge, denn diese Frucht ist eine richtige Wunderwaffe. Sie enthält wichtige Vitalstoffe, unterstützt durch ihre Enzyme eine schnellere Regeneration und pflegt auch Magen und Darm. Die Kerne können mitgegessen werden.

Ansonsten esse ich sehr viele gute Kohlenhydrate wie Kartoffeln und Gemüse. Mindestens zweimal in der Woche kommt Fisch auf den Tisch und ab und zu gönne ich mir auch ein schönes Stück Fleisch, das ich mir von einem Metzger meines Vertrauens hole. Insgesamt esse ich dreimal am Tag. Zwischen den ausgiebigen Mahlzeiten trinke ich viel Wasser mit Ingwer oder Zitrone oder Tee. Süße Säfte und Süßigkeiten lasse ich ganz weg. Wichtig ist auch, nicht zu viel Alkohol zu trinken.

Das sind meine Regeln für den Alltag. Was aber nicht heißt, dass ich davon nie abweiche. Manchmal muss auch die Lust auf Genuss zu ihrem Recht kommen. Ab und zu ein Glas Rotwein schadet nicht. Und wenn man mal Lust auf ein Eis oder einen großen Teller mit Nudeln hat, sollte man sich das auch gönnen. Als Läufer bewegt man sich schließlich viel und man sollte sich dann und wann auch mal für sein Training und seine Disziplin belohnen. Denn wie sagt meine Mama immer: „Halte Maß und Ziel in allen Dingen, dann wirst du es zu etwas bringen."

»

WER SICH VIELFÄLTIG UND NATÜRLICH ERNÄHRT, MACHT SCHON SEHR VIEL RICHTIG

LEICHT UND GESUND SOLL'S SEIN

Wer sich als Läufer gut ernähren möchte, muss weder Ernährungswissenschaften studiert haben noch Kalorien zählen oder seine Mahlzeiten abwiegen. Die Maxime lautet: Leicht und gesund soll's sein.

Der Markt für vermeintlich „revolutionäre" Ernährungs- und Diätkonzepte ist groß. Kein Wunder, dass viele Menschen alles Mögliche ausprobieren, um endlich ihre Wunschfigur zu erlangen. Wer läuft, ist jedoch in der glücklichen Lage, die effektivste Form der Diät bereits zu betreiben. Durch den erhöhten Kalorienverbrauch beim Laufen müssen Sie sich nämlich normalerweise keine allzu großen Sorgen um Ihre Linie machen. Zumindest unter der Voraussetzung, dass Sie beim Essen nicht zu sehr über die Stränge schlagen.

Bei vielen Läufern wächst mit dem Trainingsfleiß auch der Wunsch, sich gesund zu ernähren. Laufen ist eben ein ganzheitliches Gesundheitskonzept. Sobald Läufer spüren, wie gut ihnen das Zusammenspiel aus Training und gesunder Ernährung tut, nehmen sie den Verzicht auf Alkohol, fettes Essen oder Süßigkeiten nicht mehr als solchen wahr. Stattdessen beginnen sie, sich dafür zu interessieren, wie sie ihre Leistung durch gesunde Ernährung verbessern können. Denn eines ist Fakt: Wer sich richtig ernährt, fühlt sich nicht nur gut, sondern steigert den Trainingseffekt. Und das wiederum zahlt sich in Form von besseren Laufzeiten aus.

MASS HALTEN: DIE DOSIS MACHT DAS GIFT

—

Hin und wieder ein Bier oder ein Wein, ein Burger mit Pommes, ein Softdrink oder ein Stück Sahnetorte fallen bei einem Läufer im wahrsten Sinne des Wortes kaum ins Gewicht. Wer dagegen dreimal pro Woche ins Fast-Food-Restaurant geht und auch ansonsten mit Kalorienbomben nicht geizt, wird auch trotz des Laufens kaum schlank bleiben. Die alte Weisheit „Die Dosis macht das Gift" mag zwar abgedroschen klingen, ist aber wahr.

Ideal ist eine leichte, ausgewogene Ernährung. Das bedeutet nicht, dass jede Mahlzeit perfekt zusammengestellt sein muss. Das ist gar nicht zu leisten. Aber über den Zeitraum von ein paar Tagen oder einer Woche sollten Sie versuchen, alle wichtigen Makro- und Mikronährstoffe in einem ausgewogenen Verhältnis in Ihrem Speiseplan unterzubringen.

»
———————

LÄUFER KÖNNEN
OFT AUF SÜSSES
UND ALKOHOL
VERZICHTEN,
**OHNE ETWAS
ZU VERMISSEN**

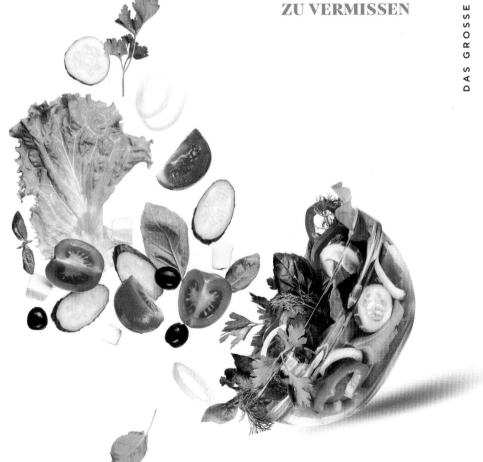

SO NUTZEN SIE DIE WICHTIGSTE

ENERGIEQUELLE RICHTIG

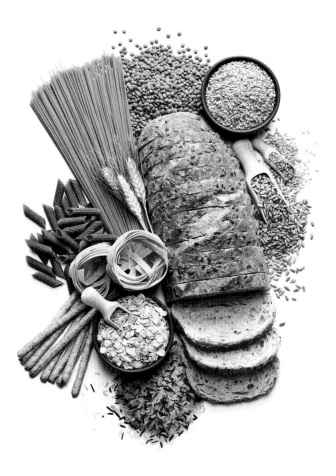

**MAKRONÄHRSTOFFE:
KOHLENHYDRATE, FETTE UND
EIWEISSE**
—

Sie versorgen uns mit Energie und den Bausteinen, aus denen alle Strukturen des Körpers aufgebaut sind. Ohne Makronährstoffe würde der Mensch schnell verhungern.

Es ist grundfalsch, Kohlenhydrate zu verteufeln. Gerade als Läufer sind Sie auf Kohlenhydrate angewiesen. Wenn Sie sich gesund ernähren möchten, sollten Sie allerdings Kohlenhydrate vor allem aus den „guten" Quellen beziehen und auf Mehrfachzucker zurückgreifen.

**KOMPLEX
VOR EINFACH**
—

Kohlenhydrate sind gerade für Sportler als Energielieferanten von immenser Bedeutung. Man unterscheidet Einfach-, Zweifach- und Mehrfachzucker. Je komplexer die einzelnen Zuckermoleküle miteinander verbunden sind, desto langsamer werden sie vom Körper verarbeitet und desto langsamer, aber gleichmäßiger gelangen sie ins Blut.

Traubenzucker und Fruchtzucker sind Einfachzucker, die aus einem einzigen Zuckermolekül bestehen. Sie gehen direkt ins Blut und liefern rasch Energie. Das hört sich zunächst einmal gut an. Allerdings reißt der Energiefluss bei Einfachzuckern auch schnell wieder ab. Und es gibt noch weitere Gründe, warum Einfachzucker für Sportler nicht die idealen Energiespender sind:

» Mit dem Blutzuckerspiegel steigt auch der Insulinspiegel. Insulin bewirkt, dass die Energie in den Kohlenhydratspeichern eingelagert wird. Sind die voll, sind die Fettzellen an der Reihe – der Körper hat schließlich keine Energie zu verschenken.

» Der Insulinspiegel ist auch dann noch hoch und blockiert die Fettverbrennung, wenn Ihr Körper den Einfachzucker längst verarbeitet hat.

» Der Konsum von Einfachzucker kann Heißhungerattacken hervorrufen.

» All dies führt bei zu wenig Bewegung auf lange Sicht zu ungeliebten Fettpölsterchen.

Haushaltszucker und Milchzucker sind Zweifachzucker, die aus zwei Einfachzuckermolekülen bestehen. Zweifachzucker findet man in Lebensmitteln, die sehr süß schmecken, wie Limonade, Marmelade, Honig oder Schokolade. Aber auch viele Fertigprodukte enthalten (zu) viel Zweifachzucker.

Die Wirkung von Zweifachzucker auf den Organismus ist vergleichbar mit der des Einfachzuckers. Beide sollten daher nur dosiert konsumiert werden.

Beim Mehrfachzucker unterscheidet man Oligosaccharide und Polysaccharide. Oligosaccharide bestehen aus Zuckerketten mit drei bis neun Molekülen. Sie sind für Läufer interessant, weil sie immer noch relativ schnell verfügbar sind, aber keine allzu hohe Insulinreaktion hervorrufen. Oligosaccharide kommen beispielsweise in Bananen und Hülsenfrüchten vor.

Polysaccharide bestehen aus Zuckerketten mit zehn und mehr Molekülen. Sie werden nur sehr langsam verdaut und geben dem Körper über einen längeren Zeitraum Energie. Der Körper schüttet weniger Insulin aus, Heißhungerattacken bleiben aus. Vor allem Kartoffeln, Gemüse und Vollkornprodukte enthalten Polysaccharide.

DIE GUTEN SUCHEN,

DIE SCHLECHTEN MEIDEN

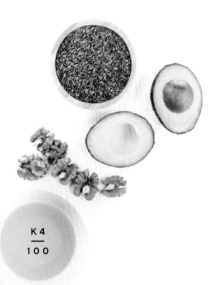

K 4
———
1 0 0

**EIN KILOGRAMM
FETT FÜR DREI
MARATHON-FINISHS
—**

In einem Kilogramm Körperfett stecken rund 7.000 Kilokalorien. Das würde ausreichen, um einen 70 Kilogramm schweren Mann, der mit einer Geschwindigkeit von 10 km/h unterwegs ist, drei Marathons lang mit Energie zu versorgen.

Fette sind besser als ihr Ruf. Sie isolieren gegen Kälte, polstern empfindliche Stellen ab und – besonders interessant für Läufer – sind der beste Energiespeicher für Ausdauerleistungen. Im Gegensatz zu den menschlichen Kohlenhydratspeichern sind Fettspeicher nahezu unerschöpflich. Dafür stehen Fette dem Körper allerdings nicht so schnell zur Verfügung wie Kohlenhydrate.

Fette gibt es in gesättigter und ungesättigter Form. Gesättigte Fette sind überaus energiereich und gelten als einer der Hauptauslöser für Gefäßschäden und Herz-Kreislauf-Erkrankungen. Sie sind die sogenannten „bösen Fette". Gesättigte Fettsäuren können Sie in der Regel daran erkennen, dass sie bei Zimmertemperatur eine feste Form annehmen. Zu ihnen zählen Butter, Schmalz, Hartkäse oder Wurst.

Im Gegensatz dazu haben ungesättigte Fettsäuren sogar einen positiven Einfluss auf die Gesundheit: Sie schützen Ihre Blutgefäße und Ihr Herz und stärken die Immunabwehr. Es gibt sie in einfach und mehrfach ungesättigter Form. Einfach ungesättigte Fette befinden sich beispielsweise in Nüssen, Samen, Avocados oder Oliven. Mehrfach ungesättigte Fette, zu denen die Omega-3- und Omega-6-Fettsäuren zählen, sind beispielsweise in Raps-, Lein- und Walnussöl, aber auch in vielen Hochseefischen (Anchovis, Makrele, Hering, Lachs, Thunfisch) enthalten. Diese „guten Fette" sollten in irgendeiner Form täglich auf Ihrem Speiseplan stehen.

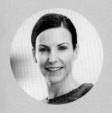

MEIN TIPP

SABRINA MOCKENHAUPT:
TIERISCHE FETTE REDUZIEREN

Tierische Fette und künstlich gehärtete Pflanzenfette, sogenannte Transfette (häufig in Kartoffelchips oder Pommes frites), sind oft der Auslöser für schlechte Blutfettwerte und Gefäßerkrankungen. „Gute" Fette sind in der Regel pflanzlichen Ursprungs und bei Raumtemperatur flüssig. Olivenöl und mein Favorit Leinöl gehören dazu.

»
_____

**„GUTE" FET-
TE SIND MEIST
PFLANZLICHEN
URSPRUNGS** UND
BEI RAUMTEMPE-
RATUR FLÜSSIG

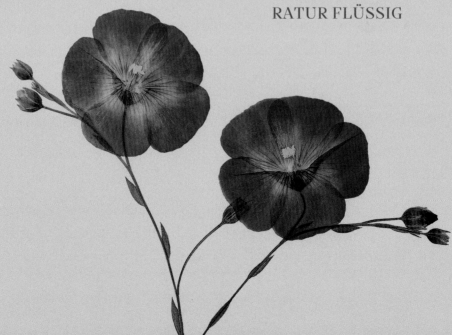

ESSENTIELL FÜR VERBESSERUNG,

REGENERATION UND

IMMUNSYSTEM

PROTEINE FÜR DIE SCHLANKE LINIE

—

Gerade abends unterstützt eine eiweißbetonte Ernährung die Fettverbrennung über Nacht. Der Grund: Im Gegensatz zu Kohlenhydraten lösen Proteine keinen Insulinschub aus. Außerdem haben sie eine längere Verweildauer im Magen und machen länger satt. Dadurch nehmen Sie auch über den Tag verteilt weniger Kalorien zu sich.

Eiweiße gelten als Baustoffe des Lebens. Aus Läufersicht sind sie vor allem für den Aufbau und den Erhalt der Muskulatur und aller anderen an der Laufleistung beteiligten Körperstrukturen wichtig, aber auch für die Funktionsfähigkeit des Immunsystems.

Eiweiße bestehen aus Aminosäuren. Man unterscheidet zwei Arten von Aminosäuren: Nicht essenzielle Aminosäuren kann der Körper selbst herstellen, essenzielle Aminosäuren müssen über die Nahrung aufgenommen werden. Der Körper kann überschüssiges Eiweiß nicht speichern, deshalb müssen Proteine Bestandteil der täglichen Ernährung sein. Die empfohlene Tagesdosis an Proteinen liegt bei 1 bis 1,5 Gramm pro Kilogramm Körpergewicht. Das ist ein Bedarf, den Sie bei einer ausgewogenen Ernährung ohne Probleme decken können. Achten Sie einfach darauf, dass in jeder Mahlzeit eine oder zwei gute Eiweißquellen enthalten sind.

Gute Eiweißquellen sind etwa mageres Fleisch, Fisch, Milchprodukte, Nüsse, Hülsenfrüchte, Soja oder Eier. Allerdings ist für den Körper Eiweiß nicht gleich Eiweiß: Der menschliche Organismus kann tierische Eiweiße aufgrund der ähnlichen Aminosäurestruktur besser verwerten als pflanzliche Eiweiße. Vegetarier können ihre Eiweißversorgung über die Kombination verschiedener Nahrungsmittel sicherstellen. Eier mit Kartoffeln oder Mais mit Bohnen sind erwiesenermaßen gute Proteinquellen, die zu einem hohen Grad vom Körper verwertet werden können.

» ————————

**GUTE EIWEISS-
QUELLEN
SIND** MAGERES
FLEISCH, FISCH,
MILCHPRODUKTE,
NÜSSE, HÜLSEN-
FRÜCHTE, SOJA
ODER EIER

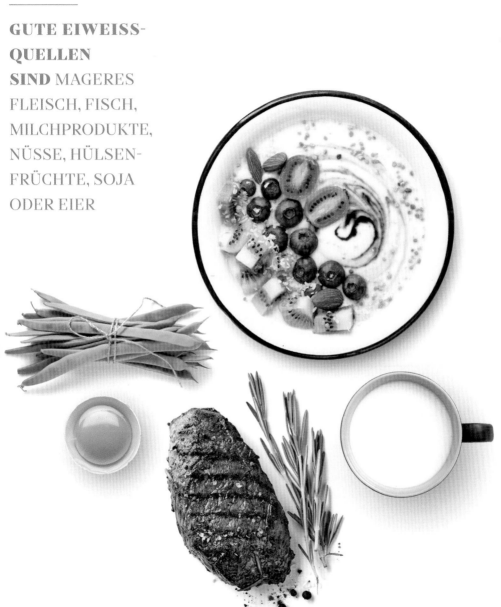

VITAMINE UND MINERALSTOFFE,

OHNE DIE DER KÖRPER

NICHT FUNKTIONIERT

Zur Gruppe der Mikronährstoffe gehören Vitamine, Mineralstoffe, Spurenelemente und sekundäre Pflanzenstoffe. Anders als die bereits erwähnten Makronährstoffe Kohlenhydrate, Fett und Eiweiß liefern sie dem Körper keine Energie. Mikronährstoffe sind dennoch wichtig, weil sie an fast allen Stoffwechselprozessen beteiligt sind. Fehlen wichtige Mikronährstoffe, kann dies die (sportliche) Leistungsfähigkeit beeinträchtigen. Müdigkeit und Abgeschlagenheit sind häufige Anzeichen für einen Mangel.

Allerdings sind ernsthafte Mangelerscheinungen in westlichen Industrienationen eher selten. Anders ausgedrückt: Wer sich ausgewogen ernährt, führt seinem Körper normalerweise alle wichtigen Mikronährstoffe in ausreichender Menge zu – auch als Hobbysportler.

—

VITAMINE

Der Name „Vitamine" hat seinen Ursprung im lateinischen Wort „Vita" („Leben"). Vitamine übernehmen im Körper unzählige Aufgaben, von der Regulierung der Energiegewinnung über die Stärkung des Immunsystems bis hin zum Aufbau von Zellen oder Knochen. Jedes Vitamin erfüllt dabei bestimmte Aufgaben.

Mit Ausnahme von Vitamin D sind alle Vitamine essenziell. Das heißt, sie können nicht vom Körper hergestellt werden, sondern müssen über die Nahrung aufgenommen werden. Da der Körper Vitamine nicht lang bzw. nur in geringen Mengen speichern kann, ist eine regelmäßige Vitaminaufnahme wichtig.

Wenn Sie sich regelmäßig von frischem Obst und Gemüse,

EISENMANGEL: VEGETARIER UND FRAUEN GEFÄHRDET

—

Studien haben gezeigt, dass Mineralstoffmangel auch eine Frage des Geschlechts ist. Demnach fehlt es zum Beispiel Frauen überproportional häufig an Eisen. Grund dafür ist – neben einer oft fleischarmen Ernährung – die Regelblutung. Müdigkeit, Kopfschmerzen, Konzentrationsschwäche oder Blässe sind erste Symptome von Eisenmangel, ehe dann irgendwann auch die läuferische Formkurve sinkt. Die wichtigste Eisenquelle ist Fleisch. Wer sich vegetarisch oder vegan ernährt, muss bei der Auswahl der Lebensmittel sehr genau darauf achten, dass er genügend hochwertiges Eisen zu sich nimmt. Oder auf Eisenpräparate zurückgreifen. Außer Fleisch sind Vollkornprodukte aus Hafer, Hülsenfrüchte und Eigelb gute Eisenlieferanten.

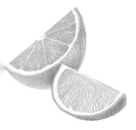

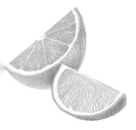

Fisch, magerem Fleisch, Milchprodukten, pflanzlichen Ölen, Kartoffeln, Hülsenfrüchten und Vollkornprodukten ernähren und dazu ausreichend Mineralwasser, Tees und Saftschorlen trinken, werden Sie als Hobbyläufer keine Probleme mit Ihrem Vitaminhaushalt bekommen.

»
———————

MÜDE?
ABGESCHLAGEN?
PLATT?
WENN MIKRO-NÄHRSTOFFE FEHLEN, KANN DAS DIE LEISTUNGS-FÄHIGKEIT NEGATIV BEEINFLUSSEN

—

MINERALSTOFFE

Auch Mineralstoffe sind essenziell und müssen regelmäßig über die Nahrung aufgenommen werden. Mineralstoffe regulieren den Wasserhaushalt, sind Bestandteile von Zähnen und Knochen und aktivieren Enzyme. Nach der Funktion im Körper unterscheidet man zwischen den Baustoffen (Natrium, Kalium, Calcium, Magnesium, Phosphor) und den Reglerstoffen (Eisen, Jod und Kupfer). Auch bei den Mineralstoffen stellt eine ausgewogene Ernährung in der Regel eine ausreichende Versorgung sicher. Wer viel und hart trainiert, sollte aber vorsichtshalber beim Arzt seinen Mineralhaushalt überprüfen lassen. Immerhin geht beim Schwitzen immer auch eine große Menge an Mineralien verloren.

—

SEKUNDÄRE PFLANZENSTOFFE

Sekundäre Pflanzenstoffe (auch: Phytamine) sind in Obst, Gemüse, Kartoffeln, Vollkornprodukten, Hülsenfrüchten oder Nüssen enthalten und geben diesen Lebensmitteln ihre Farbe. Viele Vitamine können ihre volle Wirkung erst in Kombination mit sekundären Pflanzenstoffen entfalten. Es gibt also gleich mehrere gute Gründe, oft auf frische Naturprodukte zurückzugreifen.

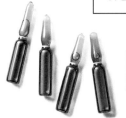

WENN UNTERVERSORGUNG DROHT, KANN ES SINNVOLL SEIN, MIT PULVERN UND PILLEN NACHZULEGEN

Nahrungsergänzung ist ein durchaus umstrittenes Thema. Viele Leistungssportler mit einem hohen Trainingsumfang schwören darauf, bestimmte Nährstoffe in Form von Kapseln, Tabletten oder Drinks zu sich zu nehmen. Vor allem Profi-Läufer, -Radfahrer oder Langstrecken-Triathleten verlieren während des täglichen Trainings jede Menge Vitamine und Mineralstoffe. In ihrem Fall kann die sogenannte Supplementierung durchaus sinnvoll sein.

Bei Hobbyläufern sieht das schon anders aus. Selbst wenn Sie sich in der Vorbereitung auf einen Marathonlauf befinden, sollten Sie bei einer ausgewogenen Ernährung keine Probleme mit einer Unterversorgung haben. Wenn Sie allerdings nur sehr unregelmäßig zum Essen kommen oder die Möglichkeiten der norma-

len Ernährung bereits ausgeschöpft haben, kann eine Nahrungsergänzung auch für Sie Sinn ergeben.

Bevor Sie tätig werden, sollten Sie einen Arzt konsultieren, am besten einen mit ernährungs- und sportwissenschaftlichem Hintergrund. Sollte der Ihnen zur Supplementierung eines bestimmten Nährstoffs raten, ist das in Ordnung. Was Sie keinesfalls tun sollten, ist, sich auf eigene Faust mit einem der zahlreichen, meist teuren Nahrungsergänzungspräparate aus dem Drogeriemarkt oder Internethandel einzudecken. Der Körper ist zwar in der Lage, viele überschüssige Stoffe auszuscheiden, aber eben nicht alle. Und eine Überdosierung eines bestimmten Stoffes kann mitunter noch gefährlicher sein als ein Mangel. Also: keine Experimente!

PROTEIN-SHAKES: SANFTE UND SINNVOLLE FORM DER NAHRUNGS-ERGÄNZUNG

——

Entgegen hartnäckigen Klischees profitieren nicht nur Kraft-, sondern auch Ausdauersportler von einem Protein-Shake nach einer harten Trainingseinheit. Ihr Körper erhält dadurch Baumaterial, um die trainingsbedingten Muskel-„Schädigungen" zu reparieren. Die Regeneration wird somit direkt nach dem Lauf eingeleitet. Um letzte Bedenken zu zerstreuen: Von Muskelpaketen, die allein durch Protein-Shakes entstanden sind, hat noch niemand etwas gehört.

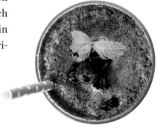

ES HILFT MIR, FIT ZU SEIN UND GESUND ZU BLEIBEN

Wir leistungsorientierte Läufer können uns leider nicht darauf verlassen, alle Nährstoffe, die wir brauchen, mit den normalen Mahlzeiten zu uns zu nehmen. Dafür sind wir zu viel auf Reisen, trainieren zu hart und haben zu viele Termine. Deshalb nehme ich seit 2011 in trainingsintensiven Zeiten jeden Tag nach dem Frühstück ein Trinkfläschchen Orthomol Sport zu mir.

Orthomol Sport enthält eine ausgewogen dosierte Kombination aus Vitaminen des B-Komplexes, Vitamin C sowie den Mineralstoffen Calcium, Magnesium, Eisen, Zink und Jod. Diese Mikronährstoffe tragen zum normalen Energiestoffwechsel bei. Zusätzlich enthält Orthomol Sport auch noch Nährstoffe wie L-Carnitin, das Coenzym Q_{10} und Omega-3-Fettsäuren. Eine super Kombi, die mir hilft, fit und gesund zu bleiben. Darüber hinaus hat Orthomol nach jahrelanger und intensiver Forschung seine Produktpalette für Sportler erweitert. Neben dem Orthomol Sport prepare-Riegel für die Aktivierung vor dem Sport oder auch mal zwischendurch gibt es Orthomol Sport perform, das sich perfekt als Getränk während des Trainings oder des Wettkampfs eignet. Es ist für ein Kohlenhydratgetränk nicht zu süß und enthält Koffein und Natrium. So ist es eine ideale Unterstützung, um im Rennen alles geben zu können.

Für die Zeit nach der Belastung hat sich Orthomol auch etwas einfallen lassen: Orthomol Sport recover ist ein Produkt, das speziell für Ausdauereinheiten entwickelt wurde. Es enthält eine Proteinmischung aus tierischen und pflanzlichen Quellen mit wichtigen essentiellen Aminosäuren, die der Körper nicht selbst herstellen kann. Hinzu kommen Kohlenhydrate sowie Vitamin C und Zink. Vitamin C und Zink tragen zu einer normalen Funktion des Immunsystems bei. Das ist vor allem für Ausdauersportler von Bedeutung. Denn intensive und andauernde Belastungen, wie sie insbesondere im Ausdauerbereich vorkommen, können die Immunfunktion beeinträchtigen. In dem Zusammenhang wird häufig das sogenannte „Open Window" beschrieben. Dabei handelt es sich um eine Phase direkt nach der sportlichen Aktivität, in der der Körper sozusagen ein „offenes Fenster" für Viren und Baktieren ist.

SO LASSEN SIE DIE

PFUNDE PURZELN

Das Wort „Diät" ist zu einem Synonym für „Verzicht" geworden. Kein Wunder, dass viele Menschen allein beim Gedanken an eine Diät innerlich zusammenzucken. Die alten Griechen hatten noch ein viel gesünderes Verhältnis zu diesem Begriff. „Diät" bedeutet nämlich wörtlich übersetzt nichts anderes als „gesunde Lebensweise". Diese Übersetzung passt: Wer regelmäßig läuft und sich dazu noch ausgewogen ernährt, pflegt nämlich nicht nur einen gesunden Lebensstil, sondern lässt – quasi im Vorbeilaufen – auch noch die Pfunde purzeln.

EINE FRAGE
DER ENERGIEBILANZ

Was ist das Geheimnis des Abnehmens? Eine einfache Formel: Wenn Sie mehr Kalorien verbrauchen als Sie zu sich nehmen, nehmen Sie ab. Dementsprechend nehmen Sie zu, wenn Sie mehr Energie zu sich nehmen als Ihr Körper benötigt. Abnehmen ist folglich eine Frage der Energiebilanz. Ist sie negativ, nehmen Sie ab.

Aber woher wissen Sie überhaupt, wie viele Kalorien Sie verbrauchen? Ein Großteil Ihres täglichen Energiebedarfs entfällt auf den Grundumsatz. Das ist die Energiemenge, die der Körper benötigt, um Muskeln, Gehirn und Organe zu versorgen. Der Grundumsatz hängt von den individuellen Faktoren Alter, Größe, Geschlecht und Gewicht ab. Er lässt sich grob mit der sogenannten Harris-Benedict-Formel errechnen.

Hinzu kommen noch die Kalorien, die Sie durch Bewegung verbrauchen. Der sogenannte Arbeitsumsatz macht bei einer leichten körperlichen Tätigkeit ungefähr 25 Prozent Ihres Grundumsatzes aus, die Sie auf den Grundumsatz rechnen können, um Ihren Gesamt-Kalorienverbrauch

»
_____

WENN SIE MEHR KALORIEN VERBRAUCHEN ALS SIE ZU SICH NEHMEN, NEHMEN SIE AB. **SO EINFACH IST DAS**

zu ermitteln. Bei mittelschwerer Tätigkeit sind es 50 Prozent, und bei großer körperlicher Betätigung können Sie noch einmal ungefähr 75 Prozent dazurechnen. Wenn unsere Musterfrau also den Tag im Büro verbringt und keinen Sport treibt, liegt ihr Gesamtumsatz bei ungefähr 2.000 Kilokalorien. Geht sie dagegen zu Fuß zur Arbeit, steigt Treppen, anstatt den Fahrstuhl zu nehmen, und läuft nach der Arbeit noch eine Stunde, verbraucht sie locker 3.000. Wenn sie dieses Pensum nun zwei- oder dreimal pro Woche bewältigt, wird sie bei ausgewogener Ernährung ohne große Einschränkungen eine negative Energiebilanz haben – und abnehmen.

»

„DIÄT" **BEDEUTET** WÖRTLICH ÜBERSETZT NICHTS ANDERES ALS **„GESUNDE** **LEBENSWEISE"**

GRUNDUMSATZ	So berechnen Sie Ihren täglichen Kalorienverbrauch (ohne Bewegung)

Harris-Benedict-Formel

♀ **FRAUEN GRUNDUMSATZ (KCAL) =**
655,096 + (9,563 x Körpergewicht/kg) + (1,850 x Körpergröße/cm) – (4,676 x Alter)

♂ **MÄNNER GRUNDUMSATZ (KCAL)**
66,473 + (13,752 x Körpergewicht/kg) + (5,003 x Körpergröße/cm) – (6,755 x Alter)

EINE 170 ZENTIMETER GROSSE, 70 KILOGRAMM SCHWERE UND 30 JAHRE ALTE FRAU HÄTTE DEMNACH EINEN GRUNDUMSATZ VON RUND 1499 KILOKALORIEN. HINZU KOMMT DER ENERGIEVERBRAUCH DURCH BEWEGUNG.

SO LASSEN SIE DIE

PFUNDE PURZELN

—

HUNGERN
FUNKTIONIERT NICHT

Nun könnte man einwenden, dass man auch ganz ohne Sport abnehmen kann. So würde unsere Musterfrau auch ohne sportliche Betätigung eine negative Energiebilanz erzielen, wenn sie sich auf eine tägliche Kalorienaufnahme von circa 1.400 Kilokalorien beschränken könnte. In einer Woche würde sie auf diese Weise schon mehr als 2.000 Kilokalorien weniger zu sich nehmen als sie verbraucht, in einem Monat mehr als 8.000.

Doch diese Methode funktioniert nur in der Theorie. Wer auf FDH oder andere Reduzierungsstrategien setzt, hat nämlich die Rechnung ohne die Evolution gemacht. Sobald Sie Ihre Energiezufuhr drastisch einschränken, „denkt" Ihr Körper, in einer Hungersnot zu stecken. Dass Sie diese selbst verursachen, kann er ja nicht wissen. Stattdessen schaltet er in den „Steinzeit-Modus" und speichert so viel Fett wie möglich. Bevor er diese Reserve freigibt, schaltet er zunächst alle überflüssigen Energieverbraucher ab und gibt sie zur Energieverwertung frei. Vor allem den Muskeln geht es an den Kragen.

Das Trügerische: In der ersten Phase der Diät verlieren Sie Gewicht. Zumal Muskeln schwerer sind als Fett. Da ist das erste Kilo auf der Waage schnell verschwunden, die Diät scheinbar ein voller Erfolg. Doch schlimm genug, dass Sie kein Fett abbauen – mit jedem Kilo Muskelmasse, das sie verlieren, sinkt auch Ihr Grundumsatz. Damit wird es schon schwieriger, ganz ohne Sport eine negative Energiebilanz zu erzielen. Das ist der Grund, warum viele nach einer Diät bald wieder ihr Ausgangsgewicht erreichen und langfristig sogar zulegen (Stichwort Jo-Jo-Effekt).

Kalorien zu zählen und die Nahrungszufuhr einzuschränken kann also nicht die Lösung sein. Die gute Nachricht: Wer regelmäßig läuft, kann sich immer satt essen. Im Gegenteil, regelmäßiges Sattessen ist sogar Pflicht – sofern es ausgewogen ist. Schließlich brauchen Sie Energie für Ihr Training. Und ganz im Sinne des altgriechischen Verständnisses von Diät führt bei Übergewicht nur ein langfristiges Ändern des Lebensstils zum dauerhaften Abnehmen: raus aus dem Sessel, weg von den Chips, hin zum Laufen und bewussten, gesunden Essen.

»

—

MIT SPORT UND BEWUSSTEM ESSEN **VERHINDERN SIE DEN JOJO-EFFEKT**

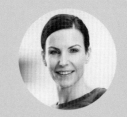

MEIN TIPP

SABRINA MOCKENHAUPT:
WARUM ES DAS PERFEKTE LÄUFERGEWICHT NICHT GIBT

Weltklasse-Langstreckenläufer sind in der Regel Leichtgewichte. Kein Wunder: Je länger die Strecke, desto mehr fällt jedes Kilo auf den Hüften im wahrsten Sinne des Wortes ins Gewicht. Allerdings ist eine möglichst kleine Zahl auf der Waage nicht alles. Es kommt auf die richtige Mischung aus Leichtigkeit und Kraft an. Wenn ich immer weiter Fett (und Muskeln) einspare, geht das am Ende womöglich zulasten der Kraft in den Beinen oder der Stabilität im Rumpf.

Kurzum: So etwas wie das perfekte Läufergewicht gibt es nicht. Als Hobbyläufer sollten Sie sich nicht dem Druck ausgesetzt sehen, immer leichter werden zu müssen. Hören Sie lieber auf Ihr Gefühl. Stimmen die Zeiten, und fühlen Sie sich gut beim Laufen, gibt es keinen Grund, Gewicht einzusparen. Anders sieht es bei den sogenannten „Mara-Tonnis" aus. Wer 80 Kilogramm oder mehr auf die Waage bringt und dabei nicht gerade hünenhaft gewachsen ist, wird sicherlich wissen, dass sein Gewicht zum Laufen nicht ganz optimal ist. Mit kontinuierlichem Training und – wie sollte es anders sein – einer ausgewogenen Ernährung werden aber auch diese Läufer peu à peu leichter werden. Wer starkes Übergewicht oder Schäden am Bewegungsapparat hat, sollte dagegen zunächst sein Gewicht durch gelenkschonendere Sportarten (etwa Schwimmen oder Radfahren) reduzieren, bevor er die Laufschuhe schnürt.

»

BEI STARKEM ÜBERGEWICHT LIEBER ERSTMAL MIT RADFAHREN UND SCHWIMMEN ABNEHMEN, BEVOR MAN MIT DEM LAUFEN BEGINNT

WAS LÄUFER WANN ZU SICH

NEHMEN SOLLTEN

Sie wissen bereits, was zu einer ausgewogenen Läuferernährung gehört. Erfahren Sie nun, wann Sie diese Nährstoffe am besten zu sich nehmen, um in Training und Wettkampf davon von zu profitieren. Um zu verstehen, warum der Körper bestimmte Nährstoffe mal besser und mal schlechter verwertet, lohnt ein Blick in die Funktionsweise des menschlichen Stoffwechsels.

—

VOR DEM
TRAINING

Grundsätzlich sind volle Glykogenspeicher vor dem Training das A und O. Damit Ihnen das Essen nicht zu schwer im Magen liegt, sollten Sie spätestens zwei Stunden vor dem Lauf kohlenhydratreich essen. Gute Kohlenhydratquellen für einen Lauf am Morgen sind beispielsweise Vollkornmüsli mit fettarmer Milch und Früchten oder Vollkorntoast mit Honig oder Marmelade. Laufen Sie erst nachmittags oder abends, bietet sich als letzte Mahlzeit vor dem Training ein Mittagessen auf Kartoffel-, Nudel- oder Reisbasis an. Dadurch sind Ihre Kohlenhydratspeicher gefüllt, und Sie können ruhig auch ein intensiveres Training einlegen. Keine zwei Meinungen gibt es über das Trinkverhalten. Der menschliche Körper besteht zu zwei Dritteln aus Wasser. Bereits ein leichtes Wasserdefizit kann Ihre Leistungsfähigkeit beeinträchtigen. Oberstes Gebot ist daher, bereits vor dem Training ausreichend zu trinken. Sie sind gut hydriert, wenn Sie kurz vor dem Trainingsstart auf der Toilette waren und das Gefühl haben, in wenigen Minuten wieder das „stille Örtchen" aufsuchen zu müssen. Auch die Färbung Ihres Urins ist ein guter Indikator für den Zustand Ihres Wasserhaushalts: Ist er hellgelb oder farblos, ist Ihr Wasserhaushalt im Lot.

TRINKEN, BEVOR DER DURST KOMMT

—

Wenn Sie großen Durst verspüren, ist Ihr Flüssigkeitshaushalt nicht mehr im Gleichgewicht. Womöglich sind Sie sogar schon dehydriert. In diesem Zustand sollten Sie auf keinen Fall trainieren. Stattdessen lautet die Devise: Trinken Sie viel, aber nicht zu viel auf einmal. Um Dehydrierung zu vermeiden, sollten Sie trinken, bevor der Durst kommt. Nehmen Sie sich auch zu Hause oder auf der Arbeit fest vor, pro Stunde mindestens ein Glas Wasser zu trinken.

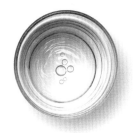

»

**BEREITS EIN
LEICHTES
WASSERDEFIZIT
KANN DIE
LEISTUNGS-
FÄHIGKEIT
EINSCHRÄNKEN**

Die gängige Empfehlung lautet, gut zwei Liter pro Tag zu trinken, bei Hitze auch mehr. Hinzu kommt der Flüssigkeitsverlust beim Sport: Je Stunde, die Sie laufen, verlieren Sie über den Schweiß rund einen Liter Wasser. Bei hohen Temperaturen oder hoher Luftfeuchtigkeit kann es auch etwas mehr sein. Diesen Verlust müssen Sie nach dem Training wieder ausgleichen. Auch hier ist die Färbung des Urins ein guter Ratgeber. Das beste Getränk ist das gute, alte Mineralwasser. Es versorgt den Körper mit vielen wichtigen Mineralstoffen und hält den Flüssigkeitshaushalt im Gleichgewicht. Noch dazu enthält es keine Kalorien.

Kaffee und Tees standen lange im Ruf, dem Körper Wasser zu entziehen. Mittlerweile konnte dies widerlegt werden. Die beiden Getränke regen lediglich die Nierenaktivität an, sie entwässern den Körper aber nicht. Kaffee und Tee können Sie sich also bei der Flüssigkeitsaufnahme gutschreiben. Allerdings sollten Sie koffeinhaltige Getränke in Maßen genießen. Bei zu hohen Dosen drohen Stresssymptome wie leichte Erregbarkeit, Schlaflosigkeit und Spannungskopfschmerzen. Unmittelbar vor dem Lauf ist immer Mineralwasser vorzuziehen.

Wer viel schwitzt, verliert viele Mineralstoffe. Diesen Verlust können Sie normalerweise durch eine ausgewogene Ernährung und ausreichend Mineralwasser ausgleichen. Gerade in trainingsintensiven Phasen können Sie aber ruhig ein wenig nachhelfen, indem Sie neben Mineralwasser auch zur Saftschorle greifen. Aber Vorsicht: Fertig gemischte Saftschorlen aus dem Supermarkt sind häufig mit Haushaltszucker versetzt. Machen Sie Ihre Schorlen lieber selbst. Kaufen Sie beispielsweise 100-prozentigen Apfelsaft, und verdünnen Sie ihn im Verhältnis 1:2 mit Mineralwasser. Die beiden Getränke ergänzen sich wirklich hervorragend: Mineralwasser ist reich an Natrium, Chlorid und Kalzium, während Apfelsaft einen hohen Kalium- und Magnesiumgehalt aufweist.

WAS LÄUFER WANN ZU SICH

NEHMEN SOLLTEN

—

WÄHREND DES
TRAININGS

Während des Trainings müssen Sie normalerweise keine Energie in fester Form „nachtanken". Erst ab Trainingsläufen jenseits der 20 Kilometer (sprich: in der Marathon-Vorbereitung) kann eine Banane, ein Energieriegel oder ein -gel Ihnen noch einmal einen Schub geben.

Läufe bis zu einer Stunde Länge können Sie normalerweise problemlos absolvieren, ohne zwischendurch zu trinken. Sind Sie länger unterwegs, ist es empfehlenswert, eine Flasche Wasser oder Schorle mitzunehmen. Wer keine Lust hat, die Getränke die ganze Zeit mit sich herumzuschleppen, kann sich von der Familie oder Freunden auf dem Fahrrad begleiten lassen. Alternativ können Sie sich auch Ihren eigenen „Verpflegungsstand" schaffen und Ihr Auto mit den Getränken an einem bestimmten Streckenpunkt abstellen und Runden laufen.

—

NACH DEM
TRAINING

Nach dem Training ist vor dem Training. Sobald Sie aufhören zu laufen, beginnt Ihr Körper, auf den Trainingsreiz zu reagieren. Sie können ihn bei der Regeneration unterstützen – indem Sie ihm das geben, was er braucht.

Zuallererst sollten Sie den Wasserhaushalt ausgleichen. Anders als vor dem Training muss es nach dem Laufen nicht unbedingt nur Mineralwasser sein. Die Getränke dürfen auch ein wenig Zucker enthalten. Vor allem, wenn Sie intensiv trainiert haben, sind Saftschorlen oder Sportdrinks gut geeignet. Der Grund: In der ersten Stunde nach

»
———

IN DER ERSTEN STUNDE NACH EINER BELASTUNG WERDEN KOHLEN-HYDRATE AM BESTEN GESPEICHERT

OHNE KOHLENHYDRATE INS TRAINING?

—

Untersuchungen belegen, dass ein Lauf mit leerem Magen und entleerten Kohlenhydratspeichern helfen kann, den Fettstoffwechsel zu optimieren. Am besten funktioniert das mit einem langsamen Nüchternlauf am Morgen, ohne zuvor zu frühstücken. Ein Nüchternlauf sollte nicht länger als 40 oder 50 Minuten dauern. Wichtig: Das funktioniert nur, wenn auch das Abendessen zuvor kaum Kohlenhydrate enthalten hat. Denn ansonsten sind die Kohlenhydratspeicher in Muskulatur und Leber auch ohne Frühstück vom Abendessen noch bestens gefüllt.

dem Training tut sich Ihr Körper leichter, Kohlenhydrate zu speichern als im Ruhezustand. Die Kohlenhydrate aus den Getränken gehen schnell ins Blut und können rasch in den Glykogenspeichern von Muskeln und Leber eingelagert werden. Sorgen, dass der Zucker auf die Hüften gehen könnte, sind im Übrigen unbegründet: Kurz nach dem Lauf „verbrennt" der Körper überschüssigen Zucker noch auf Hochtouren. Als Regenerationsgetränk ist mittlerweile auch alkoholfreies Weizenbier überaus populär. Es enthält Kohlenhydrate, Mineralstoffe und Vitamine. Außerdem ist es isotonisch, kann also vom Körper schnell aufgenommen und verwertet werden. An zweiter Stelle auf der Prioritätsskala steht das Essen. Ideal ist eine kohlenhydrat- und eiweißhaltige Mahlzeit. Während die Kohlenhydrate die Glykogenspeicher weiter auffül

len, beschleunigt das Eiweiß nämlich einerseits die Kohlenhydrateinlagerung; andererseits liefert es dem Körper das nötige Baumaterial, um die Muskelschädigungen aus dem Training zu reparieren.

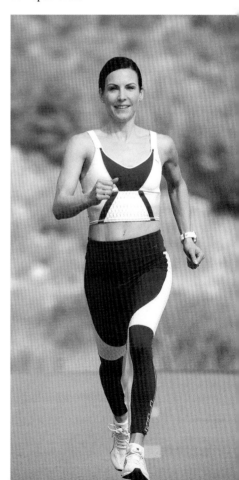

WAS LÄUFER WANN ZU SICH

NEHMEN SOLLTEN

—

VOR DEM
WETTKAMPF

Was und wie viel Sie vor dem Wettkampf essen und trinken sollten, hängt stark von Ihrer Renndistanz ab. Während vor einem Zehn-Kilometer-Rennen ein kohlenhydratreiches, leichtes Frühstück genügt, beginnt die Wettkampf-Ernährung für einen Marathon bereits Tage vor dem Rennen. Vielleicht haben Sie den Begriff „Carbo-Loading" schon einmal gehört.

»

VOR DEM LAUF
SIND WASSER
UND KOHLEN-
HYDRATE AM
WICHTIGSTEN

—

DIE KOHLENHYDRATSPEICHER
AUFFÜLLEN

Darunter versteht man das gezielte Auffüllen der Kohlenhydratspeicher, bevorzugt durch Nudeln, Reis oder Kartoffeln. Volle Speicher in Muskeln und Leber ermöglichen lange Ausdauerbelastungen. Das setzt jedoch voraus, dass Sie bereits im Vorfeld die Kapazität Ihrer Speicher durch richtiges Training und die richtige Ernährung erweitert haben.

Die einfachste Methode des Carbo-Loading ist die Kohlenhydrat-Diät: Hierbei handelt es sich um die simple Erhöhung der Kohlenhydratzufuhr im Vergleich zu Fetten und Eiweiß in den letzten drei Tagen vor einem wichtigen Wettkampf.

Variante Nummer zwei sieht drei oder vier Tage vor dem Wettkampf eine Entleerung der „Tanks" durch einen intensiven, jedoch nicht zu langen Lauf vor. Direkt im Anschluss werden die Depots durch kohlenhydratreiche Kost wieder aufgefüllt.

Variante Nummer drei, die sogenannte Saltin-Diät, ist die extremste Form des Carbo-Loadings. Bei verringerter Kohlenhydratzufuhr und gleichzeitigem, hartem Training wer-

DIE OPTIMALE ERNÄHRUNG ZUR REGENERATION

—

Kohlenhydrate plus Eiweiß, das kann man doch sicher in Riegelform kaufen? Ja, das stimmt. Doch es geht auch einfacher. Müsli mit Milch oder Kartoffeln mit Ei liefern dem Körper die optimale Mischung aus Kohlenhydraten und Eiweiß. Haben Sie keine Zeit, etwas zuzubereiten, können Sie aber auch auf einfache Müsliriegel aus dem Supermarkt und dazu einen Protein-Shake zurückgreifen.

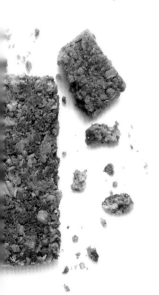

den die Glykogendepots etwa vier Tage vor dem Wettkampf durch einen zusätzlichen extralangen Lauf fast völlig geleert. Erst danach beginnt das Carbo-Loading. Die Idee, die sich hinter der Saltin-Diät verbirgt: Durch den zeitweiligen Mangel an Kohlenhydraten muss sich der Körper umstellen, um den Energiemangel zu kompensieren. Steigt dann die Kohlenhydratzufuhr wieder an, werden die Kohlenhydrate vom Körper umgehend „gebunkert". Diese Methode ist aber nur Profis zu empfehlen.

Zusätzlich zur erhöhten Kohlenhydratzufuhr sollten Sie zudem in den letzten Tagen vor dem Wettkampf auch Ihre Flüssigkeitszufuhr erhöhen. Ein ausgeglichener Wasserhaushalt ist einer der Mosaiksteine für einen erfolgreichen Marathon.

—
DAS FRÜHSTÜCK VOR DEM RENNEN

Auch wenn Sie kein Frühstücksmensch sein sollten und die Anspannung Ihnen eigentlich den Appetit verdorben hat, sollten Sie dennoch etwas Leichtes, Kohlenhydratreiches frühstücken. Klassiker: Vollkorntoast mit Honig oder Müsli mit ein paar Früchten – im Grunde essen Sie also genau so wie vor einer ganz normalen Trainingseinheit. Fett und Eiweiß sollten Sie dagegen weglassen, beides könnte zu schwer im Magen liegen.

Zwischen Frühstück und Wettkampf vergehen normalerweise noch zwei oder drei Stunden. Diese Zeit sollten Sie nutzen, um zu trinken. Ein Sportdrink füllt Ihren Energietank noch einmal auf. Auch eine Banane oder ein Müsliriegel in der letzten halben Stunde vor dem Startschuss beliefert Sie noch einmal mit schnell verwertbaren Kohlenhydraten, die Ihnen dann im Wettkampf zugutekommen.

WAS LÄUFER WANN ZU SICH

NEHMEN SOLLTEN

—

WÄHREND DES
WETTKAMPFS

Auch Ihr Ess- und Trinkverhalten während des Wettkampfs hängt von der Renndistanz ab. Einen Zehn-Kilometer-Lauf können Sie ohne Nahrungsaufnahme gut bewältigen. Bei einem Halbmarathon oder Marathon sollten Sie jedoch jede sich bietende Gelegenheit zum Trinken wahrnehmen.

In der Frühphase dieser Wettkämpfe eignet sich Wasser noch gut. Je länger das Rennen fortschreitet und je leerer Ihre Kohlenhydratspeicher werden, desto häufiger sollten Sie an den Verpflegungsständen zusätzlich zu Iso-Drinks greifen. Sie enthalten schnell verwertbare Kohlenhydrate und Natrium. Die Energie steht Ihnen bereits nach wenigen Minuten zur Verfügung. Gleiches gilt für die Bananen oder Energieriegel, die Sie ebenfalls an den Verpflegungsständen gereicht bekommen.

Falls Sie sich darüber hinaus noch verpflegen wollen, müssen Sie selbst aktiv werden. So können Sie beispielsweise Freunde oder Familienmitglieder an verschiedenen Streckenpunkten platzieren. Die können Ihnen dann Ihr vorbereitetes Wunschgetränk oder einen Snack reichen. Ansonsten sind gerade bei Marathons viele Starter mit einem Trinkgürtel ausgestattet, in dem sich Energie-Gels und -Riegel befinden. Diese sind manchmal sehr zäh. Am besten nehmen Sie sie unmittelbar nach einer Verpflegungsstation zusammen mit einem Becher Wasser zu sich.

—

NACH DEM
WETTKAMPF

Ist das Ziel erreicht, ist grundsätzlich alles erlaubt. Sie dürfen essen und trinken, worauf Sie Lust haben. Aber generell

»

IM RENNEN KOMMT ES AUF KOHLEN-HYDRATE, WASSER UND NATRIUM AN

»

IM ZIEL IST
ALLES ERLAUBT,
WORAUF SIE
LUST HABEN.
ABER ESSEN SIE
LANGSAM!

gilt das Gleiche wie nach dem Training: Versuchen Sie, bald nach dem Zieleinlauf etwas zu essen und zu trinken. Vor allem bei größeren Veranstaltungen gibt es eine Zielverpflegung, bei der sich die Finisher kostenlos mit vielen Leckereien eindecken können – die meistens auch noch kohlenhydrat- und eiweißreich sind und somit Ihre Regeneration unterstützen. Essen Sie aber langsam. Da Ihr Stoffwechsel noch auf Hochtouren läuft, verteilt sich ein Großteil des Bluts in Ihrem Körper nämlich noch auf die Muskeln und fehlt im Magen-Darm-Trakt. Wenn Sie nichts Festes herunterbekommen, sollten Sie zumindest trinken. Spätestens nach ein paar Stunden wird sich dann auch der Hunger einstellen.

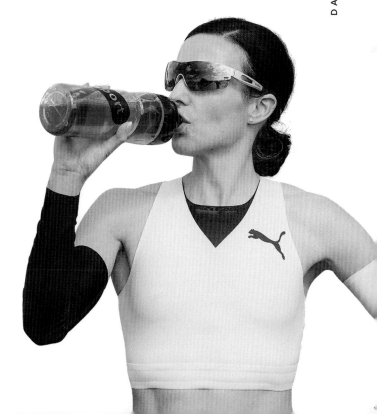

AUF DIE SITUATION

KOMMT ES AN

Immer beliebter als Durstlöscher nach dem Sport werden alkoholfreie Biere. Die gute Nachricht: Was ihre Bestandteile angeht, sind sie eine gute Wahl. Der Anteil an Kohlenhydraten ist dem in Sportgetränken sehr ähnlich. Zudem sind Eiweiß und auch Vitamine enthalten. Zuletzt haben Untersuchungen gezeigt, dass alkoholfreies Bier auch während der Belastung gut für die Leistungsfähigkeit sein kann.

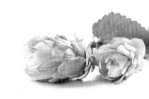

Allerdings fehlt es alkoholfreiem Bier an einer Substanz, die ganz entscheidend für Läufer ist und deren Verlust über den Schweiß unbedingt ausgeglichen werden muss: Natrium. Aber das Problem können Sie einfach lösen, indem Sie Energieriegel oder Gels zu sich nehmen, die eher salzig als süß schmecken.

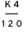

Vor dem Lauf ist auch Mineral- oder Leitungswasser als Sportgetränk geeignet. Für besonders lange Belastungen empfiehlt sich unter Umständen die Zufuhr von Kohlenhydraten, bei großer Hitze ist vor allem ein hoher Natriumanteil wichtig. So gibt es verschiedene Anforderungen für verschiedene Situationen. Freizeitläufer sollten aber keine Wissenschaft aus ihrer Trinkstrategie machen.

Am Ende werden Sie nur mit einem Produkt zufrieden sein, das Sie während des Sports gut vertragen, das Ihnen schmeckt und Ihre Regeneration besonders schnell vorantreibt.

»

ALKOHOLFREIES BIER IST **NACH DEM RENNEN EINE GUTE WAHL**

EXTRA

DAS SOLLTE EIN
GUTES SPORTGETRÄNK
ENTHALTEN

NATRIUM

Wasser, Cola oder Apfelsaft enthalten fast kein Natrium. Wer nur solche Flüssigkeiten während längerer sportlicher Belastung zu sich nimmt, läuft Gefahr, einen Natriummangel zu erleiden. Dabei drohen Muskelkrämpfe und Erbrechen. Die ersten Warnsignale sind erhöhter Harndrang und eine höhere Herzfrequenz. Gute Sportgetränke enthalten 600 bis 1.100 Milligramm Natrium pro Liter.

—

MAGNESIUM

Viele Läufer nehmen bei Krämpfen während des Sports Magnesium ein – ohne zu wissen, dass dieses Mineral bei Muskelkrämpfen während des Sports wirkungslos ist. Es kann sogar Durchfälle provozieren und sollte erst nach dem Sport eingenommen werden. Bei Muskelkrämpfen während des Sports sollte ausschließlich natriumreich getrunken werden. Magnesium sollte in Sportgetränken enthalten sein, die Sie nach der Belastung konsumieren.

—

KOHLENHYDRATE

Damit Sie eine hohe muskuläre und mentale Leistungsfähigkeit aufrechterhalten können, sollte Ihr Getränk pro Liter etwa 60 Gramm Kohlenhydrate enthalten. Die meisten Sportgetränke sind in dieser Hinsicht sehr gut zusammengesetzt.

—

EIWEISS

Bei langen Ausdauerbelastungen verbrauchen Läufer neben Kohlenhydraten auch vermehrt Aminosäuren, aus denen die Eiweiße in Muskeln und anderen Strukturen des Körpers zusammengesetzt sind. Ideale Sportgetränke enthalten 15 bis 20 Gramm Aminosäuren pro Liter. Drinks mit einem so hohen Proteingehalt sind allerdings noch selten erhältlich.

»
———

GUTE SPORT-
GETRÄNKE
ENTHALTEN
**600 BIS 1100
MILLIGRAMM
NATRIUM PRO
LITER WASSER**

KAPITEL — 5

EQUIPMENT

Zum Laufen braucht man fast nichts. Aber mit guten Schuhen, funktioneller Kleidung und einer Pulsuhr macht Laufen noch mehr Spaß. Wie Sie die richtige Auswahl treffen.

Sabrina Mockenhaupt

—

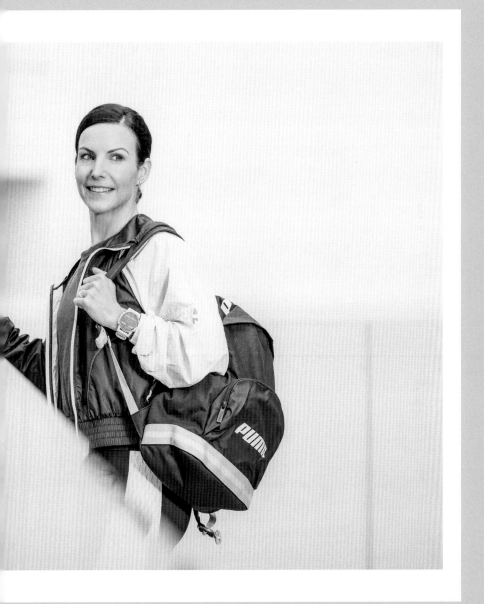

DAS GROSSE FITNESS-LAUFBUCH EQUIPMENT

SABRINA MOCKENHAUPT

ÜBER DIE RICHTIGEN LAUFSCHUHE UND FUNKTIONELLE UND SCHICKE KLAMOTTEN

Mindestens eine gute Laufausrüstung sollte jeder Läufer im Schrank haben. Das Wichtigste sind die Schuhe, die Sie im Fachhandel kaufen sollten, wo Sie ausführlich beraten werden. Wer so viel läuft wie ich, braucht natürlich mehrere Paar Laufschuhe und Outfits für jedes Wetter.

Ich laufe am liebsten leichte und gut gedämpfte Schuhe, die mir ein sicheres Laufgefühl geben. Im Training wechsele ich die Schuhe oft von Lauf zu Lauf. So kann sich das Material erholen, und meine Füße müssen sich immer wieder an einen anderen Schuh anpassen. Funktionsbekleidung ist ebenfalls sehr wichtig, damit Feuchtigkeit von der Haut schnell nach außen transportiert wird und der Körper nicht auskühlt. Auf Baumwoll-Bekleidung sollten Sie beim Laufen verzichten: Man schwitzt viel zu sehr, und die nassen Textilien kleben am Körper. Das fühlt sich nicht nur unangenehm an, sondern man kühlt schnell aus und ist für Erkältungen anfällig. Ich trage beim Laufen lieber etwas weniger Bekleidung. Viele Läufer ziehen sich viel zu dick an. Auf den ersten Kilometern merken sie dann, dass ihnen zu warm wird, wissen nicht, wohin mit den überflüssigen Sachen, und ein Wärmestau droht. Das Zwiebelprinzip ist in den kälteren Monaten zwar sinnvoll, aber zu viele Schichten sollten es nicht sein.

Auf meine Pulsuhr mit GPS verzichte ich nie. Mit ihr kann ich mein Training perfekt kontrollieren. Dank GPS weiß ich immer, wo ich in welcher Zeit sein sollte, und wo ich tatsächlich bin. Das motiviert und spornt an. So wird mir auch nie langweilig beim Laufen. Aber auch weniger erfahrene Läufer profitieren von den Laufcomputern. Denn viele laufen gerade am Anfang zu schnell und trainieren dadurch nicht optimal. Ihnen helfen Laufcomputer am Handgelenk, das richtige Tempo zu finden. Mit der Zeit lernt man, effektiv zu laufen und bekommt das Körpergefühl für die richtige Geschwindigkeit.

Es motiviert mich, in einem modernen, schicken Look unterwegs zu sein. Equipment muss eben vor allem gefallen, dann fühlt man sich wohl. Was Sie jenseits der Geschmacksfragen über Ihre Ausrüstung wissen müssen? Dieses Kapitel gibt Antworten.

»

————————

ES MOTIVIERT MICH, IN EINEM MODERNEN, SCHICKEN LOOK UNTER-WEGS ZU SEIN. EQUIPMENT MUSS EBEN VOR ALLEM GEFALLEN

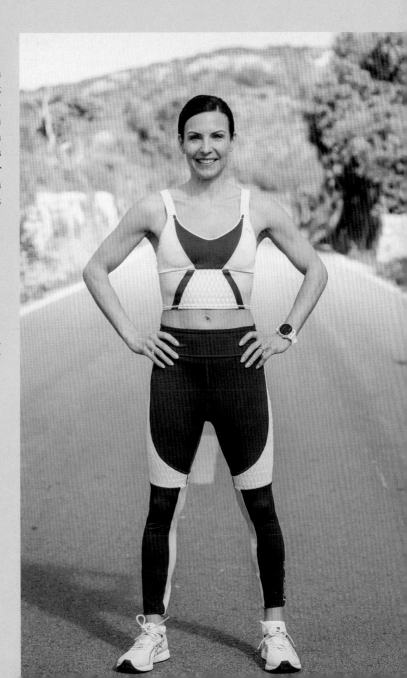

DAS PERFEKTE

MODELL FINDEN

Als Läufer sind Sie ein echter Trendsportler. Neben dem hohen Spaß- und Fitnessfaktor hat das Laufen noch einen unschlagbaren Vorteil gegenüber vielen anderen Sportarten: Es ist sehr günstig. Dennoch empfehlen wir Ihnen, nicht am falschen Ende zu sparen, denn Qualität zahlt sich aus.

Immer wieder liest man Tipps wie: Laufen Sie einfach mal los und probieren Sie aus, ob das Laufen überhaupt Ihr Sport werden kann. Wenn Sie ordentliche Laufschuhe im Schrank haben – okay, dann ist gegen diesen Ratschlag nichts einzuwenden. Bevor Sie aber mit alten Tennisschuhen loslegen wollen oder zum Discounter rennen, um ein 20-Euro-Schnäppchen zu machen, raten wir Ihnen: Tun Sie es nicht! Die ersten Schritte sind ohnehin schon anstrengend genug, und eine ordentliche Portion Motivation gehört auch dazu, also machen Sie es sich nicht unnötig schwer. Gehen Sie in ein Fachgeschäft, lassen Sie sich beraten, und laufen Sie die ersten Schritte mit einem richtig guten Schuh. Das darf ruhig ein Modell aus dem Vorjahr sein, das Sie schon für weniger als 100 Euro bekommen können. Gute Laufschuhe gibt es viele. Aber Schuhe, die perfekt an Ihren Fuß passen, deutlich weniger. Die Suche nach dem perfekten Laufschuh ist eine sehr, sehr individuelle Angelegenheit.

Wir raten Ihnen, ein aufs Laufen spezialisiertes Fachgeschäft aufzusuchen. Dort gibt es geschultes Personal, das sich Zeit für eine ausgiebige Beratung nimmt. Für Erstkäufer ist eine Laufstilanalyse mit technischen Hilfsmitteln (Kameras, Laufbänder, Druckmessplatten) sinnvoll. Um aus dem riesigen Angebot an Laufschuhen eine sinnvolle Vorauswahl treffen zu können, muss der Fachverkäufer zunächst folgende Daten von Ihnen kennen: Körpergewicht, Trainingszustand, sportliche Ziele, Beschaffenheit des Untergrunds, auf dem Sie vorwiegend trainieren, ob Sie Einlagen benötigen

EIN GUTER LAUFSCHUH ...

—

... muss eine individuell gute Passform haben

... darf keine Druckstellen verursachen

... muss fest an der Ferse sitzen

... sollte für guten Bodenkontakt sorgen

... muss ausreichend Platz in der Zehenbox bieten

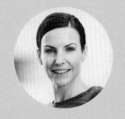

MEIN TIPP

SABRINA MOCKENHAUPT:
PASSENDE SCHUHE
FÜR JEDE FRAU

Frauen benötigen aufgrund ihrer Anatomie und ihres Laufstils andere Laufschuhe als Männer. Läuferinnen sind beweglicher, haben flexiblere Bänder, ihr Becken sinkt beim Laufen stärker ab, und die Fußform ist anders als die der Männer.

Ein ganz wesentlicher Punkt bei der Frage nach dem optimalen Laufschuh für die Frau ist die Passform. Ob ein Schuh passt oder nicht, ist maßgeblich vom verwendeten Leisten abhängig, der im Prozess der Schuhherstellung den Fuß imitiert. Der Leisten sollte die anatomischen Besonderheiten des Fußes widerspiegeln. Betrachtet man Füße der gleichen Länge, so sind weibliche Füße im Durchschnitt schmaler als männliche. Fragen Sie beim nächsten Laufschuhkauf gezielt nach einem Laufschuh, der auf einem entsprechend der weiblichen Anatomie entwickelten Leisten aufgebaut ist.

Frauen benötigen in der Regel etwas stabilere Schuhe. Der Laufschuh darf aber trotzdem nicht zu schwer sein, um ein uneingeschränktes Abrollen auch bei geringem Körpergewicht und Lauftempo zu ermöglichen. Fazit: Frauen-Laufschuhe sollten deshalb grundsätzlich leicht und beweglich sein, dabei dennoch Stabilität gewährleisten.

DAS PERFEKTE

MODELL FINDEN

und ob Sie derzeit Schmerzen oder Probleme beim Laufen haben.

Falls Sie schon regelmäßig laufen und neue Schuhe suchen, sollten Sie Ihre alten Laufschuhe mit ins Fachgeschäft nehmen. Der Fachmann findet in deren Abnutzung Hinweise auf Ihren individuellen Laufstil.

Nach dem theoretischen Teil folgt das Wichtigste – die Anprobe: Achten Sie darauf, dass der Schuh so groß ist, dass Ihre Zehen genügend Platz haben. Sie sollten seitlich und nach vorn hin nicht eingeengt sein. Als Faustregel gilt, dass vor Ihren Zehen noch eine knappe Fingerbreite Platz bleibt. Das ist nötig, da der Fuß beim Abrollen immer etwas nach vorne rutscht.

Deutlich zu große Schuhe schaden den Füßen allerdings auch, da die Zehen darin krampfhaft Halt suchen müssen. Nur ganz wenige Menschen haben wirklich zwei exakt gleich große Füße. Ausschlaggebend bei der Schuhwahl ist immer der größere Fuß. Falls der kleinere Fuß keinen ausreichenden Halt findet, können dickere Socken und eine individuelle Schnürung dies ausgleichen.

Die Passform ist beim Schuhkauf das entscheidende Kriterium. Sicher wird der Fachverkäufer Ihnen mehrere Modelle zeigen, die für Sie infrage kommen. Entscheiden Sie sich für den Laufschuh, in dem Sie sich auf Anhieb am wohlsten fühlen. Idealerweise sollten Sie die Gelegenheit haben, ein paar Schritte in dem Laufschuh Ihrer Wahl zurückzulegen. Selbst zu laufen, ist dabei besser als auf dem Laufband „gelaufen zu werden". Fragen Sie nach, ob Sie den Schuh ein paar Meter auf der Straße zur Probe laufen dürfen.

—

FÜHRUNG UND SEITENHALT

Es gibt Laufschuhe, die Ihren individuellen Laufstil wenig beeinflussen, und

4 TIPPS FÜR DEN LAUF-SCHUH-KAUF

—

① wählen Sie im Zweifel immer den größeren Schuh

② probieren und vergleichen Sie mehrere Modelle

③ entscheiden Sie nicht nach Marke, Optik oder Preis, sondern nach Gefühl

④ legen Sie sich ein zweites Paar Laufschuhe zu, falls Sie dreimal oder öfter in der Woche laufen

WELCHER **FUSSTYP** SIND SIE?

In einem guten Fachgeschäft wird der Schuhverkäufer mit einem kurzen Test schnell wissen, wie Ihr Fuß beschaffen ist. Sie können das auch selbst schnell herausfinden, indem Sie mit nassen Füßen sichtbare Abdrücke hinterlassen. Welche Form hat Ihr Fuß hinterlassen?

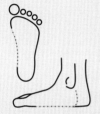 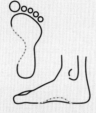 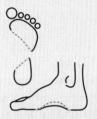

SENKFUSS	NORMALFUSS	HOHLFUSS

Beim Senkfuß ist das Längsgewölbe des Fußes abgeflacht, sodass dieser Fußtyp einen kompletten Fußabdruck hinterlässt. Typisch ist, dass der Fuß in der Abrollbewegung übermäßig nach innen knickt und der Knöchel auf der Innenseite heraussteht. Diese Überpronation kann Überlastungsbeschwerden provozieren. Läufer mit niedrigem Fußgewölbe sind in der Regel mit Schuhen gut bedient, die die Überpronation mithilfe spezieller Stabilitätsstütze einschränken. Handelt es sich nur um eine leichte Überpronation, kann auf solche stützenden Elemente verzichtet werden. Für sehr stark nach innen abknickende Läufer empfehlen wir Schuhe mit stabilisierenden Elementen.

Der Normalfuß ist der meistverbreitete Fußtyp. Ein Fußabdruck macht Vor-, Mittel- und Rückfußbereich sichtbar. Normalfußläufer berühren beim Fußaufsatz erst mit der Außenseite der Ferse oder mit dem Mittelfuß den Boden und rollen dann über die Fußsohle ab, der Abdruck erfolgt über den großen Zeh. Dieses „Einrollen" des Fußes (Pronation) ist ein Dämpfungsmechanismus des Körpers, der die Aufprallkräfte optimal verteilt. Normalfußläufer sollten Laufschuhe ohne stabilisierende Elemente wählen.

Für den Hohlfuß ist ein überdurchschnittlich hohes Fußgewölbe charakteristisch. Der Fuß hinterlässt lediglich im Vor- und Rückfußbereich einen Abdruck, weil Hohlfußläufer in der Landephase nicht nach innen abrollen. Aufgrund dieser Unterpronation (auch Supination genannt) entfällt der natürliche Aufprallschutz des Fußgewölbes. Hohlfußläufern werden Schuhe mit guten Dämpfungseigenschaften und großer Flexibilität empfohlen, da ihre Füße oftmals steif und unbeweglich sind.

DAS PERFEKTE

MODELL FINDEN

welche, die Ihren Fuß bewusst führen wollen. Der Berater beim Händler Ihres Vertrauens orientiert sich bei seiner Vorauswahl in erster Linie an den Ergebnissen der Laufstilanalyse. Dort glaubt er, erkannt zu haben, dass Sie beim Abdruck vom Fuß sehr stark nach innen abknicken oder eher normal abrollen. Das kann man auch auf dem Laufband durchaus erkennen, aber nicht jeder, der etwas nach innen knickt (man spricht hier von leichter Überpronation), benötigt einen Schuh mit starker Führung. Viel wichtiger ist es, dass der Laufschuh einen festen Halt bietet, er darf nicht „schlappen". Vor allem an der Ferse muss er fest sitzen. Die Fersenführung wird durch eine relativ feste Fersenkappe erreicht, welche vor allem an der Seite stützen soll. Die meisten Läufer fühlen sich in Schuhen wohl, die beim Laufen einen guten Seitenhalt bieten, sich aber trotzdem leicht anfühlen.

—

UNTERGRUND UND DÄMPFUNG

Entscheidend für die Wahl der richtigen Sohle ist der Untergrund, auf dem Sie hauptsächlich trainieren. Vor allem Berg- und Geländeläufer benötigen eine profilierte Sohle, die zudem vor (spitzen) Steinen schützt. Das Gros der Läufer wechselt zwischen Wald- oder Feldwegen und Asphalt. Für die meiste Zeit des Jahres gilt: Mit einem klassischen Straßenlaufschuh kommen Sie auch auf ebenen Wald- oder Forstwegen gut zurecht.

Eine gute Dämpfung im Fersenbereich des Laufschuhs ist zum Auffangen der Kräfte beim Aufsetzen empfehlenswert. Die Dämpfung des Schuhs wird hauptsächlich durch die Zwischensohle erreicht, deren Gestaltung zu Ihrem individuellen Lauf- und Belastungsstil passen sollte. Dabei ist von entscheidender Bedeutung, ob Sie mit der Ferse, dem Mittelfuß oder dem Vorfuß zuerst aufsetzen.

»
___

GUTE LAUFSCHUH-BERATER ANALYSIEREN IHREN LAUFSTIL UND EMPFEHLEN IHNEN DAZU PASSENDE LAUFSCHUHE

Wie stark und wie weich ein Schuh gedämpft sein sollte, ist ebenso umstritten wie die Frage, ob Läufer tatsächlich Schuhe benötigen, die durch unterschiedliche Materialhärten in der Mittelsohle den Fuß führen können.

Vielmehr geht es darum, einen Laufschuh zu finden, der das natürliche Bewegungsmuster, das bei jedem Läufer etwas unterschiedlich ist, möglichst optimal unterstützt. Deshalb gibt es zurecht auch eine so große Auswahl an Laufschuhen, die sich manchmal nur in Details unterscheiden.

Angesehene Ärzte und Biomechaniker raten von einer zu weichen Dämpfung eher ab, weil der Fuß dadurch instabil werden kann.

Lediglich den selten anzutreffenden Supinierern, bei denen der Fuß nach dem Aufsetzen hauptsächlich über die Außenkante abrollt, werden etwas stärker gedämpfte Schuhe empfohlen, weil ihnen die natürliche Dämpfung durch das Fußgewölbe fehlt.

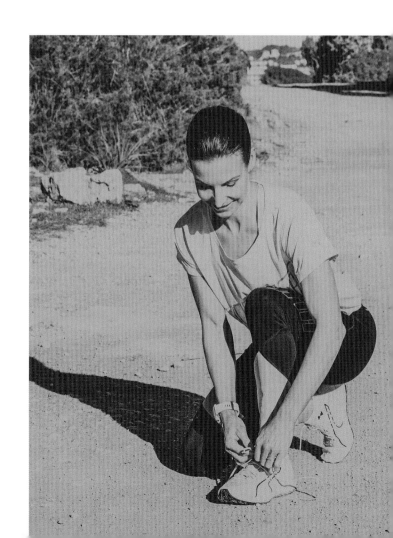

TRENDS KOMMEN,

TRENDS GEHEN

Die Schuhwelt ist im Wandel. Jahrelang hieß das Credo der Hersteller: Viel hilft viel. Der Laufschuh wurde zum Technologie-Träger. Immer mehr kleine, bunte Kunststoff-teile wurden verbaut. Das sah gut aus und gab dem Läufer Sicherheit. In einem Auto mit vielen Airbags und anderen Sicherungssystemen fühlt man sich ja auch wohl. Dann entwickelte sich der gegenläufige Trend. Das natürliche Laufen wurde propagiert. Die Schuhe sollten den Läufer nicht mehr führen und ihn nicht übermäßig stützen. Viel-mehr sollte ein moderner Schuh den natürlichen Bewe-gungsablauf beim Laufen so wenig wie möglich behindern. Mittlerweile ist auch dieser Trend schon wieder vorbei. Das neue Credo von Herstellern und Händlern lautet: In-dividualität, perfekte Dämpfung und möglichst viel Ener-gierückgabe bei jedem Schritt durch neuartige Kunststoffe in der Zwischensohle. Jeder Läufer soll für seinen Körper, seinen Fuß, seinen Laufstil, seine Laufgewohnheiten, sei-ne Verletzungsvorgeschichte, ja für das einzelne Training den richtigen Schuh finden. Was zur Folge hat, dass die Auswahl an Laufschuhen immer größer wird. Beratung und Ausprobieren ist heute wichtiger denn je.

Grundsätzlich werden Schuhe allerdings weiterhin mit we-niger Sprengung (gemeint ist der Höhenunterschied der Sohle zwischen Ferse und Vorfuß) gebaut als noch vor 15 oder 20 Jahren. So sollen Hebelkräfte möglichst gering ge-halten werden. Denn die können Verletzungen auslösen. Man weiß durch viele Studien: Der menschliche Körper dämpft die Kräfte, die beim Laufen wirken, durch Muskel- und Ge-lenkaktivität. Und das können Sie fördern: Durch gezieltes Barfuß-Laufen. Im Urlaub am Strand ist das sicher eine gute Idee, auch auf einem ebenen Rasen ist gegen einen kurzen Barfußlauf nichts zu sagen, aber längere Läufe sollten Sie in Schuhen zurücklegen. Die Auswahl ist so groß, dass Sie für jeden Zweck das passende Modell finden werden.

AUF UMTAUSCH-GARANTIE ACHTEN.
—

Im Laden hat der neue Laufschuh Ihren Fuß förm-lich umschmeichelt, aber nach der ersten richtigen Trainingseinheit stellen Sie fest: Dicke Freunde werden Sie und Ihr Neuer garantiert nicht. Gut, wenn Sie dann eine Umtausch-Garantie haben! Viele Händler bieten eine solche an. Sie können damit auch gebrauchte Schu-he innerhalb einer gewissen Spanne (meist zwei Wochen) zurückgeben. Erkundigen Sie sich vor dem Kauf, ob der Umtausch eines benutzten Schuhs möglich ist.

EXTRA

5 DINGE, DIE DEN LAUFSCHUH-
KAUF LEICHTER MACHEN

① Bringen Sie Zeit mit! Wer bisher noch keine Fußvermessung oder Lauf-
bandanalyse durchgeführt hat, sollte dies tun. Dazu benötigen Sie Zeit.
Planen Sie am besten mit einer Stunde.

② Bringen Sie Ihre alten Laufschuhe mit! Der Abrieb an alten Schuhen
sagt mehr über Ihr Abrollverhalten und Ihre Fußstellung als manches
Messverfahren. Also: alte Schlappen nicht vergessen!

③ Bringen Sie Ihre Einlagen mit! Orthopädische Einlagen sind ein Bestandteil des Laufschuhs, sie müssen optimal passen. Der Verkäufer
sollte erkennen, ob eine Einlage auch im neuen Schuh passt. Ansonsten
sollten Sie lieber rechtzeitig neue anfertigen lassen.

④ Bringen Sie genügend Geld mit! Einen Top-Laufschuh bekommen Sie
kaum unter 100 Euro. Schnäppchen sind auf Messen manchmal möglich. Es gibt Läufer, die immer das Neueste und vermeintlich Beste wollen. Aber teurer ist nicht immer auch besser. Vertrauen Sie Ihrem Fachverkäufer und Ihrem Gefühl. So treffen Sie sicher eine gute Wahl.

⑤ Bringen Sie die Bereitschaft mit, Neues auszuprobieren! Wer viele
Marken ausprobiert hat, der weiß: Es gibt viele hervorragende Laufschuhe. Allerdings: Den für den eigenen Fuß perfekten Begleiter findet
man nur, wenn man viel ausprobiert. Seien Sie offen.

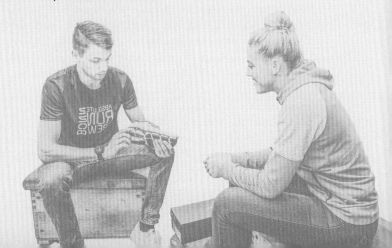

WENN'S NASS UND RUTSCHIG WIRD,

SIND TRAILSCHUHE ERSTE WAHL

Trailrunning ist beliebt. Ob im Urlaub oder vor der Haustür – raus aus dem Haus, rein in die Natur. Wer abseits vom Asphalt laufen kann, wird sich diese Gelegenheit kaum entgehen lassen. Die Hersteller reagieren darauf mit speziellen Modellen, die für unterschiedliches Terrain geeignet sind. Vom holprigen Waldweg bis zum Alpentrail findet jeder Läufer das, was er braucht.

Die meisten Freizeitläufer suchen unter den stark profilierten, oft wasserdichten Schuhen schlicht und einfach einen guten Laufschuh für den Winter. Worauf kommt es an?

Viele Läufer schauen bei einem Schuh für den Winter nur auf die Sohle. Natürlich soll das Profil zum Gelände passen. Wenn der Untergrund nass oder rutschig wird, braucht ein Schuh mehr Grip. Aber wie bei jedem anderen Laufschuh bleibt die Passform das wichtigste Kriterium.

Weil auf einem eher unebenen Untergrund führende Elemente nicht so zum Tragen kommen, gibt es beim klassischen Trailschuh keine spezielle Unterteilung in neutral oder gestützt. Die Gesamtkonstruktion ist etwas fester, um dem Läufer mehr Halt zu geben. Die Zwischen- und Außensohle muss so beschaffen sein, dass kein Stein durchdringen kann.

Wer tatsächlich einige Höhenmeter zurücklegen möchte, sollte darauf achten, dass der Trailschuh ausreichend flexibel im Vorfußbereich ist, denn wenn es bergauf geht, ist ein flexibler Schuh wichtig. Und dann kommt die entscheidende Frage: Benötige ich einen wasserdichten Schuh? Gute Trailschuhe schützen auch ohne spezielle Membran schon deutlich länger gegen Nässe von außen als herkömmliche Straßenschuhe. Wer Wert auf trockene Füße legt, weil er zum Beispiel lange Etappen zurücklegen möchte (oder einfach keine Lust auf nasse Füße hat), sollte einen Schuh mit wasserdichter Gore-Tex-Membran wählen.

Die 1969 vom Firmengründer Bob Gore entwickelte Membran aus expandiertem Polytetrafluorethylen (PTFE), ge-

»
———————

IM WINTER SIND PROFILIERTE UND WASSERDICHTE SCHUHE **AUCH IN DER STADT SEHR GEFRAGT**

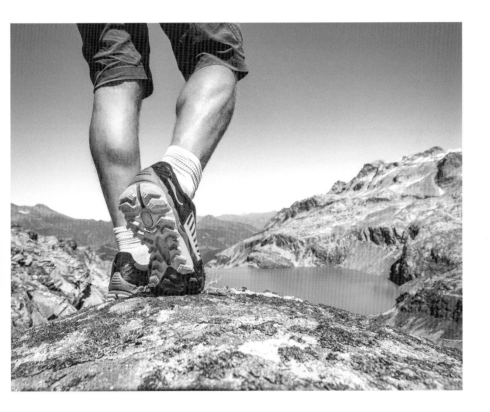

nannt Gore-Tex, beherrscht den Markt und dient den meisten Sportartikelherstellern – auch für Textilien – als Speerspitze im Kampf gegen Nässe. Das Prinzip der extrem leichten (20 g/m2) und dünnen (0,001 mm) Membran ist verblüffend einfach. Das Material besteht aus 1,4 Milliarden Poren pro Quadratzentimeter. Jede dieser Poren ist 20.000-mal kleiner als ein Wassertropfen, aber 700-mal größer als ein Wasserdampf-Molekül. Der Transport von Schweiß (Wasserdampf) von innen nach außen funktioniert also relativ problemlos. Dass aber Wasser von außen nach innen dringt, ist unmöglich. Denn auch im Laufschuhbau passt das Kamel nicht durchs Nadelöhr.

WO KAUFT MAN BESSER?

IM FACHHANDEL ODER ONLINE?

»

ONLINE KANN MAN KEINEN SCHUH TESTEN. PERSÖNLICHE BERATUNG GIBT ES NUR IM FACHHANDEL FÜR LAUFSCHUHE

Wo und wie kaufen wir unsere Laufschuhe in den nächsten fünf bis zehn Jahren? Bestellen wir vor allem online? Oder gehen wir weiter in den Laufladen unseres Vertrauens? Das Bestellen im Internet ist zwar viel bequemer und meistens auch günstiger als der Kauf im Fachhandel, aber online kann man eben keinen Schuh anfassen, ausprobieren und testen. Im Internet gibt es auch so gut wie keine persönliche Beratung durch Experten. Niemand kann einen Laufstil alleine via Computer oder Smartphone analysieren. Und – was fast noch wichtiger ist – der gute Laufladen der Zukunft wird für Läufer zum „Home of Running". Also zur Anlaufstelle, wo man sich regelmäßig mit anderen zum Laufen trifft. Wo man in Trainings- und Ernährungsfragen beraten wird. Und wo auch regelmäßig Events stattfinden, zu denen die lokale Running Community zusammenkommt. Das können Laufveranstaltungen sein, Events, bei denen

Schuhe getestet werden, aber auch Vorträge, die zum Laufen motivieren und inspirieren. Der Laufladen der Zukunft ist immer auch ein wichtiger Stützpfeiler der ganzen Laufbewegung vor Ort – auch was die Kooperation mit Laufveranstaltungen angeht. Das spricht sich schnell rum, und so kommen auch immer mehr sportliche Menschen zum Einkaufen in diese Shops. Kundenbindung entsteht hier, indem die Menschen zusammen etwas erleben. Es gibt sogar Studien, die zeigen, dass sich mittlerweile viel mehr Menschen im Internet informieren, um dann im Geschäft vor Ort zu kaufen, als umgekehrt. Trotzdem muss sich der Fachhandel den veränderten Rahmenbedingungen anpassen. Wer mit einem Laufladen erfolgreich sein will, muss zu seinen Kunden eine so starke Bindung aufbauen, dass die ihre Schuhe auch dann im Laden vor Ort kaufen, wenn die dort ein bisschen teurer sind als im anonymen Online-Shop.

WANN EINLAGEN
SINNVOLL SIND

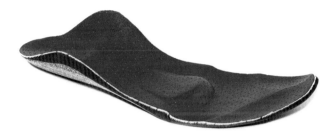

Ärzte und Orthopädieschuhmacher wissen seit Langem um die positiven Eigenschaften von Einlagen bei bestimmten Beschwerden und Verletzungen. Grundsätzlich unterstützen Einlagen das Fußgewölbe und sorgen für eine ideale Stellung aller im Fuß befindlichen Gelenke zueinander. Die Füße stehen insgesamt auf mehr Fläche. Hierdurch haben sie einen entscheidenden Einfluss auf den gesamten Bewegungsapparat. Steht unser Fundament gerade, richtet sich der gesamte Körper danach aus. Manche Läufer kommen mit Einlagen von der Stange bestens zurecht, wenn allerdings hartnäckige orthopädische Probleme auftauchen, sollte es schon eine maßgeschneiderte Einlage sein. Um herauszufinden, ob man unter einer Fußfehlstellung leidet, reicht ein Besuch beim Orthopäden. Liegt eine Fehlstellung vor, kann man sich vom Arzt eine Sporteinlage verschreiben lassen. Ein Paar Einlagen kostet zwischen 100 und 150 Euro. Die meisten Krankenkassen übernehmen einen großen Teil der Kosten.

SO BLEIBEN LAUFSCHUHE

LANGE IN FORM

Wenn eine dicke Dreckkruste dazu führt, dass Ihre Laufschuhe als solche nicht mehr zu erkennen sind, ist das kein schöner Anblick. Außerdem schleppen Sie mehr Gewicht mit als nötig. Und wenn Mikroorganismen wie Pilze und Bakterien beginnen, sich in Ihren Schuhen wohlzufühlen, und es anfängt zu stinken, ist es für eine Reinigung meistens zu spät. Sie sollten Ihre Laufschuhe von Beginn an regelmäßig pflegen.

Entfernen Sie grobe Verschmutzungen am besten sofort. Lauwarmes Wasser und eine Bürste eignen sich perfekt. Verzichten Sie auf den Einsatz von Reinigungsmitteln.

Zum Trocknen können Sie ein altes Handtuch nutzen, stopfen Sie die Schuhe mit Zeitungspapier aus und stellen Sie sie bei Zimmertemperatur an einen gut belüfteten Ort. Mit einem Föhn die Schuhe zu trocknen, ist keine gute Idee: Die Luft kann so heiß sein, dass sich der Kleber auflöst, der Zwischen-, Außensohle und Schaft zusammenhält.

Auch die Einlegesohlen lassen sich sehr leicht reinigen: Nehmen Sie diese einfach aus dem Schuh heraus und spülen diese unter lauwarmem Wasser ab. Seien Sie allerdings vorsichtig an der Unterseite, manche Sohlen weisen hier eine spezielle Beschichtung auf, die teilweise sehr empfindlich ist. Die Sohlen sollten beim Trocknen nicht verbogen werden und sich nicht wellen. Für den Kampf gegen Bakterien und Co. ist ein gelegentlicher Austausch der Einlegesohlen sinnvoll.

Die Waschmaschine ist keine gute Wahl. Zwar bleibt bei 60 Grad und mit viel Waschpulver jede noch so hartnäckige Spore auf der Strecke, aber leider auch Ihre Schuhe selbst. Das Wasser ist zu heiß und die mechanische Belastung zu groß. Gelegentliches Waschen bei 30 Grad mit sanftem Waschmittel ist zwar

»
—————

MIT EINEM FÖHN DIE SCHUHE ZU TROCKNEN, IST KEINE GUTE IDEE: DIE LUFT KANN SO HEISS SEIN, DASS SICH KLEBESTELLEN LÖSEN

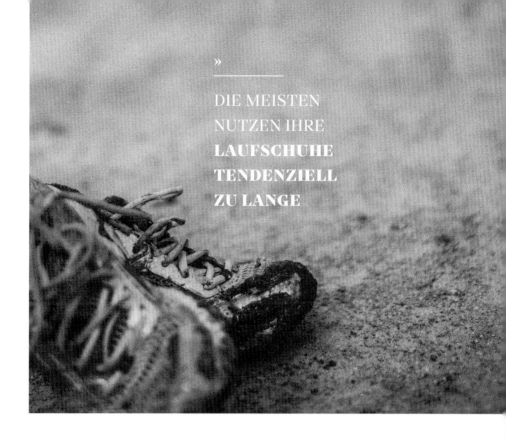

» DIE MEISTEN
NUTZEN IHRE
LAUFSCHUHE
TENDENZIELL
ZU LANGE

weniger aggressiv, schadet dem Schuh auf Dauer aber auch. Mittlerweile gibt es zwar Waschmaschinen mit integriertem Programm extra für Laufschuhe. Sicher, dass nichts kaputt geht, ist man aber nur, wenn man seine Schuhe in Handarbeit reinigt. Auch gepflegte Laufschuhe halten nicht ewig. Die Angaben, wie lange ein Schuh durchhält, bevor man ihn gegen einen neuen austauschen sollte, sind sehr unterschiedlich. 600 Kilo-

meter, 800 oder vielleicht sogar 1.000? Fest steht: Die meisten Läufer nutzen ihre Laufschuhe tendenziell zu lange. Wer seine Laufschuhe im Sommer im heißen Kofferraum seines Autos transportiert, muss sich nicht wundern, wenn die Dämpfungseigenschaften schneller nachlassen als bei einem Schuh, der im kühlen Keller steht. Das Material, aus dem die meisten Zwischensohlen bestehen, ist aufgeschäumt. Beim Aufschäumen werden

Weichmacher verwendet, die zwangsläufig nach einiger Zeit entweichen. Egal, ob der Schuh gelaufen wird oder nicht: Er verliert an Dämpfung und auch sein Abrollverhalten ändert sich. Wärme beschleunigt diesen Prozess. Wer seine Schuhe kühl und dunkel lagert, hat länger etwas von ihnen. Als Faustregel gilt: Nach einem Jahr oder rund 800 Kilometern sollten Sie Ihre alten Laufschuhe gegen neue austauschen.

WAS ZIEHE ICH BLOSS AN?

Ab 25 Grad aufwärts ist alles ganz einfach: Unten wahlweise Shorts oder kurze Tights, oben herum genügt ein Shirt oder Singlet. Wer dann seine Haut noch effektiv vor der Sonne schützt, hat eigentlich alles richtig gemacht. Dann kommen Herbst und Winter: Was trage ich bei zehn Grad zum Laufen? Und was ziehe ich erst bei Temperaturen unter dem Gefrierpunkt an? Fragen, die nicht einfach zu beantworten sind, da jeder Mensch ein anderes Kälteempfinden hat. Da wir aber ungern frieren, neigen wir dazu, uns bei Herbst- und winterlichen Läufen zu dick einzupacken.

Besonders im Winter stimmt der Wert auf dem Thermometer mit der gefühlten Temperatur oft nicht überein. Kühler Wind und vor allem die Geschwindigkeit, mit der dieser bläst, sorgen dafür, dass wir Temperaturen sehr unterschiedlich empfinden. Jetzt gilt es, Materialien zu finden, die vor kühlem Wind schützen, gleichzeitig aber atmungsaktiv sind. Der

Schweiß soll von innen nach außen dringen, während Nässe und Wind nicht an den Körper gelangen.

Der Mensch als gleichwarmes Wesen ist stets bestrebt, seine Körpertemperatur konstant zu halten. Selbst bei Temperaturen unter dem Gefrierpunkt kommt es bei großer körperlicher Aktivität zu einem Wärmeüberschuss. Wer sich zu warm kleidet, reduziert auch im Winter seine Leistungsfähigkeit. Machen Sie es also wie die Zwiebel. Legen Sie sich mehrere „Schalen" zu, sodass Sie bei Bedarf eine Schicht ablegen können. Die äußerste Schicht ist wind- und wasserabweisend, während die mittlere Schicht für gute Wärmeisolierung sorgt. Feuchtigkeit transportierende Unterwäsche kann die Haut angenehm trocken und warm halten.

—

DER BAUMWOLLE KEINE CHANCE

Wer läuft, der schwitzt. Weil das so ist, hat die sonst so angenehm zu tragende

Baumwolle im Sport längst ausgedient. Denn Baumwolle saugt sich mit Schweiß voll, was zur Folge hat, dass der Körper sich ständig nass anfühlt und auch schneller auskühlt. Grundsätzlich brauchen wir zwar etwas Schweiß auf der Haut, um unsere Köpertemperatur zu regulieren, aber es sollte kein triefend nasses Shirt sein. Funktionstextilien kümmern sich darum, dass nur so viel Schweiß am Körper bleibt, wie wir für die Klimaregulation benötigen. Viele Läufer vergessen häufig, dass die Klimaregulation nicht mehr funktionieren kann, wenn unter dem Funktionsshirt ein Baumwoll-Unterhemd steckt. Von der untersten bis zur äußersten Schicht müssen die Materialien zusammenarbeiten.

Neben der Materialfrage kommt es auch auf den Schnitt der Bekleidung an. Schließlich wollen Sie in Ihrem neuen Dress Sport treiben. Laufen ist da zum Glück etwas weniger anspruchsvoll als viele Ball-

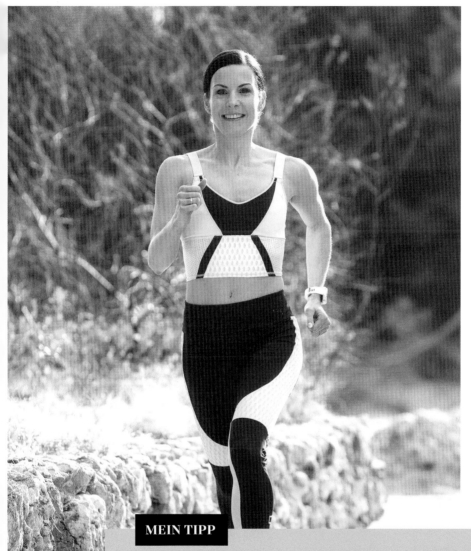

MEIN TIPP

SABRINA MOCKENHAUPT:
LIEBER EIN BISSCHEN WENIGER

Ziehen Sie sich zum Laufen so an, dass Ihnen ein wenig zu kühl ist, solange Sie sich nicht bewegen. Mit den ersten Schritten wird Ihnen warm, und Sie sind perfekt angezogen. Ziehen Sie nach dem Lauf sofort trockene Wäsche und eine warme Jacke an. Jetzt dürfen Sie keinesfalls frieren, sonst drohen Erkältungen.

WAS ZIEHE ICH BLOSS AN?

sportarten, die noch mehr Bewegungsfreiheit verlangen. Wichtig ist, dass die Kleidung leicht und bequem ist und nirgendwo einschneidet.

—

WAS MODERNE TEXTILIEN LEISTEN

Die erste Lage spielt bei der Schweißverteilung die entscheidende Rolle. Aber selbst modernste Qualitätsfasern sind nicht immer gleich gut geeignet. Eine Faser wie Polypropylen leitet Feuchtigkeit extrem schnell von der Haut weg. Was zunächst gut klingt, ist für den Hobbysportler nicht ganz ideal, denn ohne Schweiß auf der Haut kann kein Kühleffekt stattfinden. Polyester und Polyamid sowie Mischgewebe erfüllen die Aufgabe viel besser, den zur Kühlung nötigen Schweiß flächig auf dem Körper zu verteilen und gleichzeitig überschüssige Flüssigkeit abzuleiten. Sobald eine zweite Bekleidungsschicht hinzukommt – bei Regen, Wind oder im Winter beispielsweise, – sollte der Läufer auf Polyester-Qualitäten zurückgreifen, wodurch weiterhin nur der zur Kühlung notwendige Schweiß auf der Haut gehalten wird. Alles Überschüssige wird von der ersten Lage in die zweite transportiert und muss von dort möglichst direkt weggeleitet werden. Neue Stricktechnologien ermöglichen inzwischen einen ganz neuen Ansatz in der Funktionsbekleidungstechnologie: Bodymapping, also den Einsatz unterschiedlicher Materialien an unterschiedlichen Körperpartien. Eigentlich ein bekanntes Prinzip, schließlich tragen Sie im Winter an den Händen ja auch nicht das Gleiche wie am Oberkörper oder am Kopf. Mittlerweile ist diese gute Idee auch technisch optimal umsetzbar, so können Fasern, die Flüssigkeit aufnehmen, an den Stellen platziert werden, an denen wir stark schwitzen, und isolierende Schichten dort, wo sie gebraucht werden. Unterschiedliche Fasern können mittlerweile dank modernster Rundstrick-Maschinen ohne eine einzige Naht zusammengefügt werden. Verbreitet ist es auch, Garne im Plasmaverfahren mit Silber zu bedampfen, was zur Geruchsneutralisierung längst eingesetzt wird.

»
_____

POLYESTER, POLYAMID UND MISCHGEWEBE ERFÜLLEN DIE AUFGABE, **DEN ZUR KÜHLUNG NÖTIGEN SCHWEISS** ZU VERTEILEN

EXTRA

5 DINGE, DIE SIE ÜBER FUNKTIONSKLEIDUNG WISSEN SOLLTEN

① Die erste Bekleidungsschicht soll den zur Kühlung benötigten Schweiß am Körper halten und überschüssige Flüssigkeit nach außen abtransportieren.

② Um optimal funktionieren zu können, muss die erste Lage
körpernah geschnitten sein. Manche Teile weiten sich
während des Gebrauchs noch, beachten Sie dies beim
Kauf.

③ Besonders Socken müssen perfekt sitzen. Schon eine halbe Nummer zu groß kann in Verbindung mit Schweiß zu
extremer Blasenbildung führen.

④ Wind- und besonders wasserdichte Jacken sind immer
ein Kompromiss zwischen Dichte und Atmungsaktivität. Absolut wasserdichte Jacken sind beim Laufen nicht
empfehlenswert, weil sie zu wenig atmungsaktiv sind.

⑤ Das richtige Material:

Polypropylen (PP) → Besitzt gute wasserleitende Eigenschaften, es gibt Feuchtigkeit also schnell an seine Umgebung ab. So bleiben Sie zwar subjektiv trockener, jedoch
wird auch bei höheren Temperaturen kein Kühleffekt erreicht. Eher für weniger intensive Aktivitäten geeignet.

Polyester (PES) und Polyamid (PA) → Leiten Flüssigkeit sehr gut weiter, verteilen die Feuchtigkeit flächig und
sorgen für Kühlung. Beide Fasern trocknen schnell nach
Beendigung der Aktivität.

Mischgewebe (PES/PP/PA) → Unterscheiden sich hinsichtlich der Anteile der jeweiligen Fasern. Häufig mit Bei-
mischungen wie Spandex oder Elasthan versehen (bis 10
Prozent), um die Dehnbarkeit der Kleidung zu erhöhen.

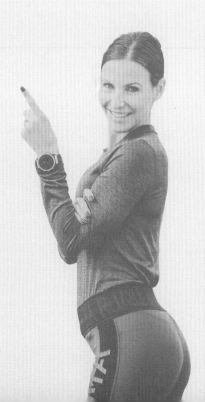

DAS PERFEKTE OUTFIT,

WENN ES WARM IST

Im Sommer produziert Ihr Körper beim Laufen extrem viel Wärme. Um ihn zu kühlen, benötigen Sie etwas Schweiß auf der Haut und Luft, die am Körper entlangströmt. Sie sehen schon – es wäre ein großer Fehler, sich zu warm anzuziehen. Genau das tun aber viele Läufer im Sommer. Deshalb: Kleiden Sie sich luftig, und achten Sie darauf, dass keine Nähte scheuern können. „Qualitativ hochwertige und leichte Funktionstextilien sind für mich beim Laufen enorm, wichtig", sagt Sabrina Mockenhaupt. Ob Sie lieber enge oder etwas weitere Bekleidung tragen, hängt ganz von Ihren persönlichen Vorlieben ab. Allerdings haben enge Oberteile auch einen Vorteil: Sie verursachen weniger Reibung. Besonders Männer klagen bei weiten Shirts auf nackter Haut im Sommer häufig über wund gescheuerte Brustwarzen.

Ein dünnes, hautenges Funktionsshirt kann hier helfen. Oder kleben Sie die Brustwarzen mit Pflasterstreifen ab. Ähnlich verhält es sich mit Shorts. Kurze Tights lassen zwar weniger Luft an Ihre Beine, verhindern aber, dass die Oberschenkel aneinanderreiben. Wenn Sie in Shorts laufen, müssen Sie vielleicht die Oberschenkel-Innenseite mit Vaseline einschmieren, damit Sie sich keinen „Wolf" laufen.

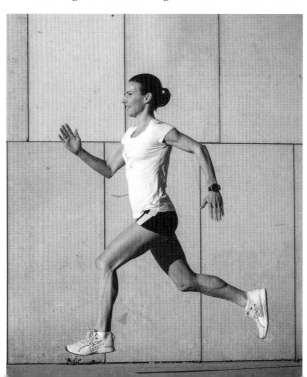

DIE 4 WASCH-REGELN

① Reiß- und Klettverschlüsse schließen
② flüssiges Feinwaschmittel, am besten Spezialwaschmittel für Funktionstextilien, verwenden
③ besser oft mit wenig Waschmittel als selten mit viel Waschmittel waschen
④ keinen Weichspüler verwenden

DAS PERFEKTE OUTFIT,
WENN ES KALT IST

Noch mehr als im Sommer gehen viele Läufer im Winter viel zu dick vermummt auf die Laufstrecke. Die Faustregel gilt: Lieber in den ersten Minuten etwas frieren, als danach eine halbe oder sogar eine Stunde viel zu warm gekleidet zu sein. Wenn Sie mehr als drei Schichten tragen, vergessen Sie, dass Ihr Körper ein modernes Wärmekraftwerk ist. Zum Kühlen muss aber auch Schweiß verdunsten können, sonst droht ein Hitzestau – sogar im Winter ist das möglich. Wählen Sie also lieber eine gut isolierende erste Schicht, also Funktionsunterwäsche, die schön warm hält. Darüber genügen oft ein langärmeliges Laufshirt und eine Laufjacke, die (kalten) Wind und auch Regen oder Schnee abhält. Sinnvoll ist es, empfindliche Partien besonders zu schützen. Ein Halstuch (bitte keinen Wollschal) ist eine gute Wahl, und natürlich auch eine Mütze oder alternativ ein Stirnband, das auch die Ohren schützt.

Auch die Hände sollte man warm halten, spezielle Laufhandschuhe gibt es in verschiedenen Ausführungen im Handel. Wer unter seiner Lauftight noch eine lange Unterhose tragen möchte, muss darauf achten, dass die Tight nicht zu eng sitzt.

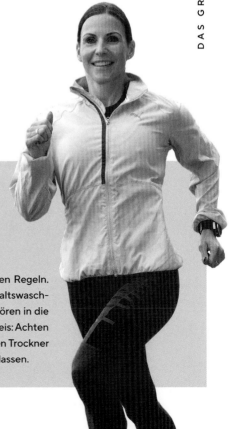

MEIN TIPP

SABRINA MOCKENHAUPT:
ÖFTER WASCHEN, AUF DEN
TROCKNER VERZICHTEN

Für die Pflege von Funktionstextilien gibt es keine goldenen Regeln. Einige sind selbstreinigend, andere lassen sich in der Haushaltswaschmaschine oder im Handwaschbecken waschen, andere gehören in die Hände von Textilpflegeprofis. Darum ist der wichtigste Hinweis: Achten Sie auf die Pflegekennzeichnung. Generell gilt: lieber auf den Trockner verzichten und die Funktionskleidung an der Luft trocknen lassen.

STARKER HALT FÜR

VIEL BEWEGUNG

Beim Laufen bewegen sich nicht nur Ihre Arme und Beine, auch die Brüste legen eine ganz schöne Strecke zurück. Selbst ein kleiner Busen hüpft beim Laufen: Messungen haben ergeben, dass sich die Brüste in durchschnittlicher Größe ohne BH bei jedem Schritt jeweils etwa vier Zentimeter auf und ab bewegen, das macht mehr als 80 Meter pro gelaufenem Kilometer. Bei einer Joggingrunde über zehn Kilometer kommen damit mehr als 800 Meter zusammen, eine hohe Belastung, der sich die meisten Läuferinnen wohl kaum bewusst sind. Während klassische BHs die Brustbewegung um 38 Prozent mindern, reduziert ein spezieller Sport-BH laut Studien die Eigenbewegung der Brüste sogar um etwa 75 Prozent. In guten Wäschegeschäften und im Fachhandel gibt es eine große Sport-BH-Auswahl, die die Bedürfnisse verschiedener Sportarten bis hin zu extremen Übergrößen gut abdeckt.

Läuferinnen benötigen aufgrund der gleichmäßig hohen Belastung besonders stark haltende Sport-BHs. Beachten Sie jedoch, dass jede Brust anders ist. Was die eine Läuferin für bequem hält, sitzt bei der anderen Läuferin weniger gut. Sie sollten sich beim Kauf eines guten Sport-BHs daher Zeit nehmen und sich gut beraten lassen. Falls Sie nicht die Möglichkeit haben, den BH beim Laufen auf einem Laufband auszuprobieren, hüpfen Sie einfach etwas auf und ab. Damit lässt sich der Halt auch schon relativ gut prüfen.

Ein guter Sport-BH muss fester sitzen als einer für den Alltag, dennoch sollten Sie sich nicht eingeschnürt fühlen. Ausschlaggebend für Ihre Wahl ist der bequeme Sitz des BHs. Sie können zwischen einem BH mit und ohne Bügel und Bustiers wählen. Die meisten Modelle sind mit extrabreiten Bündchen und Trägern ausgestattet, die ein Reiben verhindern. Zudem lässt sich der Brustgurt Ihres Pulsmessers besser unter einem breiten Bündchen verstauen. Mittlerweile bieten auch einige Hersteller spezielle Modelle an, in die sich der Brustgurt integrieren lässt. Atmungsaktivität und ein guter Feuchtigkeitstransport sind auch beim Sport-BH wichtig. Damit können wunde Stellen sowie Druckstellen verhindert werden.

»

EIN GUTER SPORT-BH MUSS FESTER SITZEN ALS EINER FÜR DEN ALLTAG. DENNOCH SOLLTEN SIE SICH NICHT EIN- GESCHNÜRT FÜHLEN

EXTRA

SO FINDEN SIE DIE **RICHTIGE GRÖSSE** FÜR IHREN SPORT-BH

SCHÄTZUNGSWEISE 70 PROZENT DER FRAUEN TRAGEN DIE VERKEHRTE BH-GRÖSSE. MIT DIESEN ZWEI MESSUNGEN UND EINER BERECHNUNG FINDEN SIE DIE RICHTIGE GRÖSSE.

① Unterbrustweite: Messen Sie Ihren Körperumfang unterhalb der Brust. Die gemessenen Zentimeter ergeben die Größe (zum Beispiel 75).
② Überbrustweite: Die zweite Messung sollte an der ausladendsten Stelle der Brust erfolgen. So erhalten Sie den Brustumfang.
③ Körbchengröße: Aus der Differenz zwischen Über- und Unterbrustweite können Sie Ihre Körbchengröße ermitteln.

KÖRBCHENGRÖSSE	Überbrustweite minus Unterbrustweite			
CUP A	**CUP B**	**CUP C**	**CUP D**	**CUP E**
bis 14 cm	15 - 16 cm	17 - 18 cm	19 - 20 cm	ab 21 cm

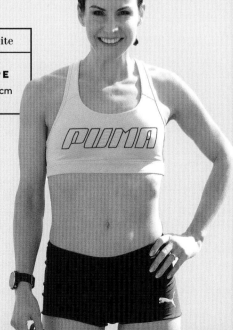

KEIN VERRUTSCHEN, KEINE FALTEN,

KEINE BLASEN – UND VIELLEICHT

EIN BISSCHEN MEHR DRUCK

Läufer in Baumwoll-Bekleidung sind entweder unbelehrbare Urjogger, die finden, dass in den 1970er-Jahren ohnehin alles besser war. Oder aber Sie gehören zur modernen Spezies der Retro-Runner. Beide Fraktionen sind aber Minderheiten – wenn es um Shirts und Shorts geht. Nicht aber bei der Sockenwahl. Die gute, alte Tennissocke ist bis heute noch erstaunlich weitverbreitet an Läufers Füßen. Und erstaunlicherweise geht das auch oftmals gut. Wer nicht zur Blasenbildung neigt, kommt mit Baumwoll-Socken oftmals gut klar.

—

SPEZIELLE LAUFSOCKEN

Die Socke wird oft unterschätzt. Dabei ist sie viel wichtiger, als viele Freizeitläufer denken: Denn die Socke ist das verbindende Element zwischen Fuß und Laufschuh. Eine Socke muss eben nicht nur perfekt sitzen, auch das Material ist von großer Bedeutung. Deswegen gilt auch hier: Baumwolle ist out. Auf modernen Maschinen werden heutzutage verschiedene Materialien zu einer Socke verarbeitet, die dann noch speziell für den rechten oder linken Fuß gefertigt wird. Noch wichtiger als beim Schuh ist der Wohlfühlfaktor. Das Material muss bequem sein. Eine Laufsocke sollte recht eng anliegen. Manchmal ist es eine einfache Naht, die stört. Durch spezielle Stricktechnologien kommen unterschiedlich dicke Stoffe zum Einsatz. Oft ist die Fersenpartie etwas bequemer gepolstert, während der Spann eine dünne Ummantelung erhält, was der Klimaregulation zugute kommt. Idealerweise führt die Socke Feuchtigkeit von der Sohle weg und leitet diese seitlich vom Fuß Richtung Obermaterial des Laufschuhs ab, wo sie verdunsten kann.

Auf keinen Fall darf der Fuß in der Socke rutschen, sonst

DIE POSITIVEN EFFEKTE VON KOMPRESSION.

—

Nach aktueller Studienlage steigert das Tragen von Kompressionskleidung zwar nicht direkt die Leistung beim Laufen. Doch Untersuchungen haben ergeben, dass sich Kompression in folgenden Bereichen positiv auswirkt:

① die Regeneration (Kurz- wie Langzeit) wird beschleunigt

② ältere und schlechter trainierte Sportler profitieren mehr als junge und gut trainierte Sportler

③ Sportler fühlen sich nach intensivem Training weniger erschöpft und sind früher wieder belastbar

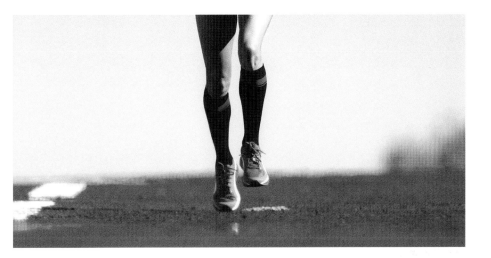

entsteht Reibung, deren Folge häufig unangenehme Blasen sind. Deswegen sollte man – anders als beim Laufschuh – Socken eher eine Nummer zu klein als zu groß wählen. Ist die Laufsocke zu groß, kann sich eine Falte im Schuh bilden – auch daraus kann eine schmerzhafte Blase entstehen.

—
KOMPRESSIONS-SOCKEN

Manche Läufer tragen in Training und Wettkampf Kompressionsstrümpfe. In der Medizin wird Kompression schon seit rund 150 Jahren angewandt. Kompression im Sport ist dagegen noch immer ein recht junger Bereich. Generell unterstützt Kompressions-

bekleidung die Muskelpumpe, auch Venenpumpe genannt, des Körpers. Durch den Druckverlauf in der Kleidung – bei Strümpfen nimmt er vom Knöchel bis zum Knie stetig ab – wird das Blut besser zurück zum Herzen transportiert und „versackt" nicht mehr in den Beinen. Das Gefühl „dicker Beine" tritt erst verspätet oder gar nicht auf.

Die positivisten Effekte wurden bei der Regeneration beobachtet, wie Professor Helmut Lötzerich betont, der an der Deutschen Sporthochschule in Köln in diesem Bereich forscht. Er sagt: „Ganz deutlich wird der Effekt bei den subjektiven Parametern wie Erschöpfungszustand oder Muskelkater. Da hat Kom-

pression einen positiven Effekt." Dass das Tragen von Kompressionssocken schneller macht, kann er allerdings nicht bestätigen. „Es gibt keine Studie, die sagt, dass man mit Kompressionsstrümpfen über zehn Kilometer eine Prozentzahl X schneller ist als ohne."

Wie viele Sportler schwört er allerdings auf Kompression in Situationen, in denen man keinen Sport treibt, sondern viel sitzt: „Es gibt Tage, da sitze ich acht Stunden am Stück am Schreibtisch. Da hat man abends dicke Beine. Die Strümpfe verhindern das. Gleiches gilt für lange Reisen im Auto oder im Flugzeug. Dazu haben wir auch eine Studie durchgeführt", so der Professor.

ALLE DATEN IMMER

IM BLICK

Der technische Fortschritt zeigt sich beim Laufen nirgendwo so sehr wie bei den Uhren. Der Funktionsumfang einer modernen Laufuhr ist riesig, es sind kleine Computer fürs Handgelenk, die Sie beim Training mit allen relevanten Daten versorgen. Und danach können Sie in der dazugehörigen App am Smartphone oder auf dem Computer Ihren Lauf exakt nachvollziehen und analysieren. Wo bin ich hergelaufen? Wie schnell war ich? In welchen Leistungsbereichen habe ich trainiert? Gute Laufuhren können praktisch alle Fragen beantworten. Man sollte sich vor dem Kauf aber nicht nur gut informieren, was verschiedene Uhren leisten können, sondern noch viel mehr für sich selbst entscheiden, auf welche Funktionen man den größten Wert legt.

Vielleicht wollen Sie, dass Ihre Laufuhr in der Lage ist, Ihre Strecken möglichst genau zu messen. Mit allen Höhenmetern, Zwischenzeiten und, und, und. Oder Ihnen kommt es in erster Linie auf eine exakte Messung Ihrer Herzfrequenz an. Oder auf beides. Vielleicht suchen Sie eine Uhr, die Ihnen sagt, wie Sie trainieren sollen. Auch das können Laufcomputer.

Laufuhren haben sich längst zu Smartwatches entwickelt, die viel mehr können als exakt Laufstrecke und -geschwindigkeit zu ermitteln. Was Bedienbarkeit und Tragegefühl der Uhr angeht, hilft nur eines: ausprobieren. Eine gute Hilfestellung beim Kauf bieten Tests in Fachmagazinen. Die Spannbreite bei Laufcomputern ist enorm groß – das betrifft den Funktionsumfang genauso wie die Preise. Pulsuhren, die Ihre Herzfrequenz ermitteln, bekommen Sie schon unter 100 Euro. Wer aber beim sprichwörtlichen Trainer am Handgelenk auf Top-Qualität setzt und einen viele der möglichen Technologien nutzen will, muss mit Kosten zwischen 200 und 1000 Euro rechnen.

—

DIE HERZFREQUENZ ERMITTELN UND AUFZEICHNEN

Auf Pulsmessung mag beim Laufen heute kaum noch jemand verzichten. Auf den Brustgurt, mit dem die Signale vom Herz zur Uhr am Handgelenk übertragen werden, schon. Viele Läufer stört der Brustgurt, den man zur Pulsmessung während des Laufs lange Zeit benötigte. Die einen fühlen sich durch ihn eingeengt, bei anderen scheuert er. Für diese Läufer bieten die meisten Hersteller mittlerweile eine gute Alternative: Sportuhren mit Pulsmessung am Handgelenk.

Die unterscheidet sich allerdings durch eine ganz andere Funktionsweise von der Herzfrequenzmessung mittels Brustgurt. Der misst elektrische Impulse direkt am Herz – die Messung ist EKG-genau. Ganz so perfekt läuft Pulsmessung am Handgelenk (noch) nicht, denn hier wird kein elektrischer Impuls gemessen.

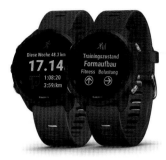
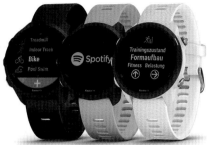

»

TECHNISCHER FORTSCHRITT ZEIGT SICH BEIM LAUFEN NIRGENDWO SO SEHR WIE BEI LAUFUHREN

Das Herz pumpt Blut in den Körper. Dies geschieht stoßweise, sodass der Blutstrom wie der einer Welle ist. Das kannst du am Handgelenk mit dem Finger fühlen. Die Pulsmessung mittels Uhr am Handgelenk ist also im Grunde die technologische Weiterentwicklung der althergebrachten Pulsmessung durch das Auflegen der Finger.

An der Unterseite einer Sportuhr mit optischer Pulsmessung sind eine oder mehrere LED-Lampen, von denen Licht durch die Haut des Arms gesendet wird. Anhand des zurückgeworfenen Lichtes wird der Blutvolumenfluss und damit der Puls berechnet. Diese Messmethode ist nicht EKG-genau, bringt aber trotzdem gute und verlässliche Ergebnisse.

Probleme gibt es allerdings in manchen Situationen. Bei einem niedrigen Blutdruck gibt es nur eine kleine Blutwelle, die dann eventuell nicht eindeutig messbar ist. Zu Beginn eines Laufs kann das ähnlich sein. Außerdem gibt es weitere Aspekte, die die Messgenauigkeit beeinflussen können. Zum einen darf die Uhr nicht zu locker aber auch nicht zu fest am Handgelenk sitzen. Sitzt sie zu locker, kann das Licht nicht in die Haut eindringen. Sitzt sie zu fest, werden die Kapillargefäße der Oberhaut abgeschnürt. Am besten sitzt die Uhr, wenn sie kurz hinter dem Handgelenk getragen wird und der Sensor auf der Unterseite einen leichten Abdruck auf der Haut hinterlässt. Auch die Außentemperatur ist von Bedeutung. Wenn man im Winter mit kurzen Ärmeln unterwegs ist, ist die Haut entsprechend kalt und nicht gut durchblu-

ALLE DATEN IMMER

IM BLICK

tet. Dadurch wird es eventuell auch schwieriger, exakt zu messen. Auch eine sehr starke Behaarung kann dafür sorgen, dass das Licht nicht ausreichend eindringt. Außerdem funktioniert das System bei heller Haut sehr viel besser. Dunkelhäutige Menschen werden nicht so glücklich mit der Messmethode. Wer genau an der Stelle tätowiert ist, wo der Lichtsensor sitzt, wird gar kein Ergebnis erhalten, weil das Licht die Farbschicht in der Oberhaut nicht durchdringt.

Vor einem muss man übrigens keine Angst haben: dass das Licht, das in den Körper geleitet wird, schädlich ist. Dazu ist es viel zu schwach und es scheint auch nicht dauernd, sondern nur intermittierend im Tausendstel-Millisekunden-Bereich in die Haut. Auch wenn es nach wie vor Abweichungen zur Herzfrequenz-Messung mit Brustgurt gibt und die Zuverlässigkeit etwas niedriger ist – mittlerweile liefern Sportuhren mit Pulsmessung am Hand-

gelenk sehr gute Ergebnisse, mit denen Hobbyläufer und ambitionierte Sportler gut versorgt sind. Und zwar nicht nur die, die Brustgurte nicht mögen.

—
TEMPO UND STRECKEN MESSEN UND AUFZEICHNEN

Während früher so manch einer seine Laufstrecke nachträglich mit dem Fahrrad abgefahren ist, um mit dem Tacho die Distanz nachzumessen, ist eine metergenaue Vermessung mit GPS und Co. heute problemlos möglich. Mit einer entsprechend ausgestatteten Laufuhr sind Sie zudem immer über Ihre Laufgeschwindigkeit informiert. Für die Ermittlung dieser Daten werden vor allem zwei technische Messverfahren angewandt: Global Positioning System (GPS) und Beschleunigungssensoren. Bei Laufuhren hat sich mittlerweile allerdings die GPS-Technik flächendeckend durchgesetzt.

—
GPS

Das Global Positioning System (GPS) ist auf Satelliten gestützt, die permanent Signale aus dem All zur Erde strahlen. Aus den Signalen von mindestens drei Satelliten bestimmt der Empfänger die aktuelle Position. Aus den Positionsinformationen, die der Empfänger sammelt, errechnet der Laufcomputer Bewegungsrichtung, Geschwindigkeit und die Streckenlänge, die der Läufer zurücklegt.

Die Vorteile der GPS-Systeme liegen in der Einfachheit der Funktion. Das Gerät muss nicht kalibriert werden, und der Laufstil spielt keine Rolle. GPS arbeitet wetterunabhängig und bietet je nach Endgerät auch Navigationsfunktionen. Die Track-Back-Funktion führt den Läufer beispielsweise wieder zum Startort zurück.

Das GPS-System hat aber auch Tücken. Grundsätzlich funktioniert es nur im Freien. Probleme können im Wald, im Gebirge oder in

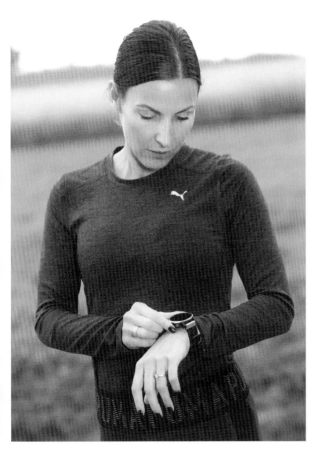

»
_____

**MIT EINER
GPS-UHR, DIE
AUCH DEN
PULS MISST,**
HABEN SIE ALLE
TRAININGSDATEN
IMMER IM GRIFF

Häuserschluchten auftreten, wenn der Kontakt zum Satelliten unterbrochen ist. Das GPS ergänzt in diesen Fällen die Lücke zwischen dem vorherigen und nächsten empfangenen Signal als Luftlinienstrecke und wird ungenau. Einfluss hat das auch auf die Anzeige der aktuellen Laufgeschwindigkeit, die bei gestörtem Empfang nicht korrekt angezeigt werden kann. Der Vorteil von Uhren, die per GPS messen, ist der große Einsatzbereich. Denn auch

ALLE DATEN IMMER

IM BLICK

auf dem Rad oder im Kanu können Sie zurückgelegte Strecke und Geschwindigkeit ermitteln.

—

BESCHLEUNIGUNGSMESSUNG

Eine weitere Art der mobilen und berührungslosen Geschwindigkeitsmessung erfolgt über Beschleunigungssensoren, die in der Regel am Schuh befestigt werden. Es gibt auch Hersteller, die diesen Sensor am Brustgurt angebracht haben. Aus der eliptischen Kurve, die der Sensor am Fuß oder vor der Brust vollführt, können sensible „Fühler" im Beschleunigungssensor sehr exakt die Geschwindigkeitszunahmen und -abnahmen bestimmen. Daraus werden dann die Laufgeschwindigkeit und die zurückgelegte Strecke errechnet. Der Vorteil der Beschleunigungssensoren: Sie funktionieren auch beim Laufen im dicht belaubten Wald oder zwischen Häuserschluchten – also genau dort, wo GPS schwächelt. Dazu sind sie sehr genau, was die aktuelle Geschwindigkeit angeht. Allerdings gibt es auch hier Nachteile. Eine Kalibrierung ist zwingend notwendig. Für Trailläufer gibt es ein kleines praktisches Problem. Die Befestigung am Schuh kann im Gelände die mechanische Haltbarkeit beeinflussen. Matsch, Nässe, Steine, Äste und andere Hindernisse können dem Sensor zusetzen.

»
_____

OHNE PULS-
KONTROLLE IST
ES FÜR WENIG
ERFAHRENE
LÄUFER **KAUM
MÖGLICH, IHR
TRAINING ZU
STEUREN**

—

SMARTPHONES UND APPS

Sie können Ihr Training natürlich auch ganz ohne Laufuhr mit einer App aufzeichnen, die den GPS-Empfänger Ihres Smartphones nutzt. Größter Nachteil: Die Apps sind ohne zusätzlichen Sensor nicht in der Lage, Ihre Herzfrequenz zu ermitteln. Und ohne Pulskontrolle ist es für wenig erfahrene Läufer kaum möglich, das Training zu steuern. Hinzu kommt, dass Sie Ihr Handy – egal, wo Sie es beim Laufen am Körper tragen – kaum so gut im Blick haben können wie die Uhr am Handgelenk.

EXTRA

8 FRAGEN, DIE SIE **VOR DEM KAUF EINER LAUFUHR** BEANTWORTEN SOLLTEN

① Wollen Sie Ihren Puls am Handgelenk messen?
② Wollen Sie, dass Ihre Uhr Trainingsanleitungen geben kann?
③ Wollen Sie viele Zwischenzeiten speichern?
④ Wollen Sie die Uhr nur zum Training nutzen, oder soll sie alltagstauglich sein?
⑤ Wollen Sie möglichst viele Laufdaten während des Trainings im Blick haben?
⑥ Wollen Sie Laufstrecken exakt und mit allen Details messen?
⑦ Wollen Sie während des Laufs exakte Daten über Ihre Laufgeschwindigkeit haben?
⑧ Wollen Sie Ihre Uhr auch zum Radfahren oder Schwimmen nutzen?

Haben Sie diese Fragen für sich beantwortet, ist die Auswahl nicht mehr ganz so groß. Natürlich gibt es noch Feinheiten. Zum Beispiel, ob Sie oft im Dunkeln laufen und deshalb ein besonders gut beleuchtetes Display benötigen. Oder ob Sie die Uhr verwenden wollen, um neue Strecken zu finden. Oder ob sie Ihnen ein Training nach Plan ermöglichen soll. Notieren Sie sich die Antworten auf oben gestellte Fragen und gehen Sie damit ins Fachgeschäft, damit kann Ihnen jeder Fachverkäufer auf jeden Fall weiterhelfen.

»
_____

NOTIEREN SIE SICH DIE ANTWORTEN
AUF OBEN GESTELLTE FRAGEN UND
GEHEN SIE DAMIT INS FACHGESCHÄFT

DAS RICHTIGE MODELL FÜR JEDEN LÄUFER

UND ALLE BEDINGUNGEN

UV-Strahlen, Staub und Insekten: Eine Sportbrille hält die lästigen Widersacher des Läufers ab. Doch was macht eine gute Sportbrille aus? Wichtig ist eine ergonomische Passform. Sie sollte nicht drücken, wackeln oder rutschen, also einen stabilen Sitz ohne Druckstellen haben. Man sollte sie auch bei langen Trainigsläufen praktisch nicht spüren. Egal, ob Ihr Kopf eher schmal oder breit ist. Bestenfalls lässt sich die Sportbrille an die individuelle Anatomie anpassen.

Genauso wichtig sind die Gläser. Wobei: Bei Sportbrillen spricht man von Scheiben, weil Glas ja viel zu schwer und zerbrechlich wäre. Diese Kunststoffscheiben sollten so belüftet sein, dass sie auch bei schweißtreibenden Einheiten nicht beschlagen. Genug Abstand zum Auge ist ebenfalls wichtig, damit die Wimpern nicht anschlagen. Sehen ist so individuell wie ein Fingerabruck. Daher ist die Wahl der Tönung von der eigenen Empfindung abhängig. Da alle guten Scheiben hunderprozentigen UV-Schutz aufweisen, sollte man vor allem auf den Blendschutz achten. Wichtig sind auch Kontrastverstärker, die für perfekte Sicht – beispielsweise auch auf dunkle Waldböden – sorgen. Phototrope Scheiben, die sich automatisch an wechselnde Lichtverhältnisse anpassen, sind für Läufer nicht geeignet, da sie sich nicht schnell genug aufhellen. Stattdessen sollten Läufer unterschiedliche Scheiben mit Komforttönungen in verschiedenen Grundtönen verwenden, die jeweils sehr viele verschiedene Lichtverhältnisse ausgleichen. Dunkle Tönungen mit hohem Blendschutz werden nur bei Läufen in extrem heller Umgebung – wie beispielsweise bei Wüstenläufen – benötigt. Bei Läufen im Dunkeln bieten sich völlig klare Scheiben als Schutz an. Bei diffusem Licht sind sogennante Aufheller wie orange angesagt. Damit eine Brille bei den unterschiedlichsten Läufen eingesetzt werden kann, sollten Sie darauf achten, dass sich die verschieden getönten Scheiben mit einem einfachen Mechanismus schnell wechseln lassen. Und: Da mittlerweile fast 60 Prozent aller Menschen Brillenträger sind, sollten sich in die Sportbrille auch ganz einfach Scheiben mit Sehstärke einbauen lassen.

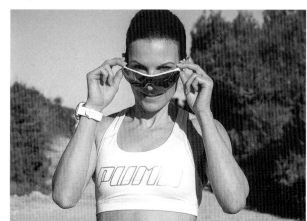

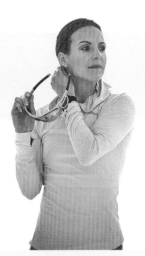

GENAU MEINS: DESIGN AUF HOCH- LEISTUNGSNIVEAU

Ich bin kurzsichtig, das heißt, um gut zu sehen, bin ich auf Brillen und Kontaktlinsen angewiesen. Darum weiß ich aus eigener Erfahrung, wie wichtig gutes Sehen beim Sport ist. Circa 95 Prozent aller Bewegungen werden über das Auge gesteuert. Dieses Sinnesorgan ist enorm wichtig, um höchste sportliche Leistungen abrufen zu können. Früher habe ich beim Sport nur Kontaktlinsen getragen. Aber schon immer zusammen mit einer Sportbrille zum Schutz der Augen: Nicht nur vor UV-Strahlen, sondern auch vor Kälte, Zug oder Insekten. Für mich zählt eine Sportbrille zu den wichtigsten Bestandteilen der Laufausrüstung. Egal ob mit oder ohne optische Sehstärke.

Ich trage beim Laufen Brillen der Marke SZIOLS, die 1999 in München gegründet wurde – mit dem Ziel, auch Brillenträgern bis +/-15 Dioptrien im Sport perfekte Lösungen zu bieten. Für mich ist SZIOLS mit der erfolgreichen Mischung aus Funktionalität und Design ein Garant für bestes Sehen im Sport. Meine Augen sind mit der Zeit empfindlicher geworden, und so ist die X-KROSS im Baukastensystem von SZIOLS perfekt für mich. Die verschiedenen Möglichkeiten, die Gläser zu wechseln, begeistern mich. So kann ich die Brille meinen verschiedenen Trainingsformen und -zeiten im Sommer wie im Winter in null Komma nix anpassen. Funktional und ästhetisch sind die SZIOLS-Brillen perfekt auf die Bedürfnisse von Läufern abgestimmt. Da man in die Brillen auch Gleitsichtgläser integrieren kann, ist es möglich, optimal in der Ferne zu sehen und gleichzeitig keine Schwierigkeiten beim Ablesen der Pulsuhr zu haben. Design auf Hochleistungsniveau – genau meins.

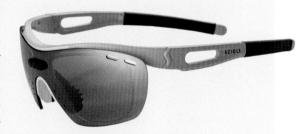

FÜR LANGE LÄUFE: GETRÄNKEHALTER

UND TRINKRUCKSÄCKE

Wer deutlich länger als eine Stunde unterwegs ist, sollte zumindest im Sommer darüber nachdenken, wie er etwas zum Trinken mitnehmen kann. Sie können Ihre Trinkflasche in den Händen halten, was aber auf die Dauer sehr unbequem ist. Besser sind Hüftgurte oder Trinkrucksäcke, in denen man zudem mehr Flüssigkeit transportieren kann. An Hüftgurten lassen sich meist mehrere kleine Trinkgefäße befestigen. Der Vorteil: Die Flaschen verteilen sich sehr gut rund um den Körper, was den Laufrhythmus kaum stört. In kleinen Taschen können Sie bei längeren Läufen zusätzlich Schlüssel, Handy oder etwas Geld mitnehmen. Trinkrucksäcke sind Rucksäcke mit einer integrierten Trinkblase und einem daran befestigten Schlauch mit einem Beißventil. Sie haben den großen Vorteil, dass man aus ihnen ganz einfach während des Laufens trinken kann, ohne anhalten zu müssen. Bei längeren Trailläufen zählen sie zur Pflichtausrüstung. Die Flüssigkeit wird durch eine Öffnung eingefüllt, der Trinkbeutel in ein dafür vorgesehenes Fach eingesteckt. Das Beißventil besteht aus einer Silikonkappe mit einem kleinen Schlitz, der sich auf seitlichen Beißdruck öffnet und Flüssigkeit freigibt. Die Trinkblasen sind sehr druckbeständig und können in der Regel zwischen 1,5 und 3 Liter aufnehmen. Man sollte das Trinksystem nach Möglichkeit nur mit Wasser füllen und es nach jedem Gebrauch gut ausspülen und ordentlich trocknen lassen.

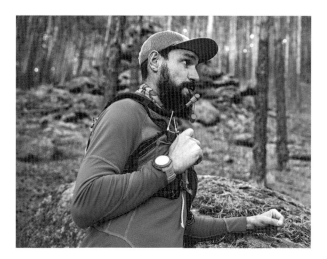

LAUFEN SIE MAL PUR: (FAST) OHNE ALLES UNTERWEGS

Okay, Laufschuhe und eine vernünftige Bekleidung sollten Sie tragen. Mehr aber auch nicht. Lassen Sie hin und wieder alle kleinen Helfer zu Hause. Keine laute Musik im Ohr, keine piepende Pulsuhr – nur Sie selbst, Ihr Herzschlag und das Rauschen der Natur. Sie werden es genießen.

MUSIK, HÖRSPIELE, PODCASTS ODER RADIO:

MIT GUTEN KOPFHÖRERN MACHT'S MEHR SPASS

Am Laufen mit Musik scheiden sich die Geister. Manche Läufer können nicht mehr ohne, Laufpuristen lehnen es ab. Die Industrie hat sich aber längst auf die Läufer eingestellt, die sich gern von flotten Beats antreiben lassen und bietet viele Kopfhörermodelle an, die für die speziellen Bedürfnisse von Läufern entwickelt worden sind. Denn nie war es einfacher, mit der Laufuhr oder dem Smartphone unterwegs Musik, Hörspiele, Podcasts oder einfach Radio zu hören.

Aber welche Kopfhörer eignen sich am besten? Weil Kabel stören können, sollte man sich am ehesten für ein Modell entscheiden, das die Musik via Bluetooth empfängt. Natürlich kommt es auch auf den Klang an. Während hier im Flugzeug, in der Bahn oder im Bus ganz klar größere Over-Ear-Modelle vorn sind, die möglichst wenig Außengeräusche ans Ohr lassen, sollte man sie beim Laufen daheim lassen. Sie sind recht groß und schwer, aber vor allem verhindern sie, dass der Läufer schon bei geringer Lautstärke noch Nebengeräusche wahrnehmen kann. Das ist gefährlich – auch wenn Sie nicht im Straßenverkehr unterwegs sind. Sie bemerken vielleicht einen Radfahrer erst sehr spät und hüpfen dann vor Schreck genau in die falsche Richtung.

Besser sind In-Ear-Kopfhörer, die als kleine Stecker im Ohr getragen werden oder solche mit einem Bügel. Es gibt speziell für den Outdoor-Sport entwickelte Modelle, die auch Nebengeräusche zulassen, was Ihre persönliche Sicherheit beim Laufen mit Musik erhöht. Da jedes Ohr eine etwas andere Form hat, sollten Sie keinen Kopfhörer kaufen, ohne ihn vorher zu testen. Der Markt an guten Kopfhörern für Läufer ist riesig. Sie werden ganz sicher ein passendes Modell finden.

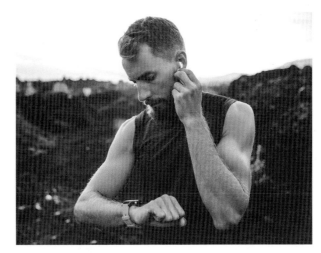

WENN'S DUNKEL WIRD:

STIRNLAMPEN

Eine Stirnlampe gehört für einen Läufer zur klassischen Ausrüstung für den Winter. Doch welche Lampe passt für welchen Einsatz am besten? Die Entwicklung der LED (lichtemmitierende Diode) hat den Lampenmarkt revolutioniert. Die Brenndauer hat sich durch die rasante Entwicklung vervielfacht. So leisten auch günstige Modelle heute schon viel. Viel falsch machen kann man also kaum.

Allerdings sind nicht nur Helligkeit und Brenndauer entscheidend. Es kommt auch darauf an, welche Anforderungen Sie an Ihre Lampe stellen. Erfahrene Straßenläufer, die sich durch die frühe Dunkelheit im Herbst und Winter nicht von ihrem anspruchsvollen Laufprogramm abbringen lassen, wissen: gesehen werden ist wichtiger, als selbst die Straße zu erleuchten. Eine Lampe mit rund 25 Lumen und 20 Metern Reichweite ist für solche Läufer ideal. Am Hinterkopf sollten rote LEDs leuchten, damit Sie als Läufer auch von hinten aus größerer Entfernung sichtbar sind.

Viele Läufer suchen eine Stirnlampe, um zu sehen, wo Sie hintreten. Viel wichtiger als ein starker Spot ist dann eine breite Ausleuchtung des Nahbereichs, damit man möglichst viel der vor einem liegenden Wegstrecke erkennt. Auch für solche Anforderungen gibt es starke Lampen (circa 70 Lumen) mit guter Nahausleuchtung.

Die wenigsten Läufer sind nächtelang unterwegs. Viele suchen auch keine Lampe für spezielle Einsätze, sondern einen ordentlichen Allrounder. Lampen mit etwa 50 Lumen und einer Reichweite von 40 Metern sind hier bestens geeignet. Eine gute Stirnlampe bekommen Sie ab etwa 30 Euro.

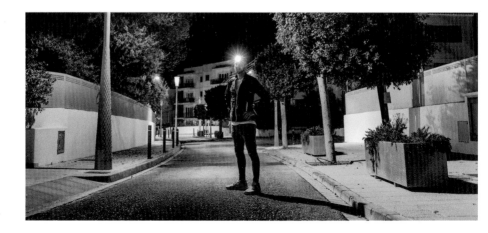

MIT DEM NACHWUCHS AUF DIE STRECKE: WORAUF SIE BEIM LAUFEN MIT KINDERWAGEN ACHTEN SOLLTEN

Der Laufkinderwagen, oft auch schlicht Baby-Jogger genannt, ist vor allem eines: das Ende einer Ausrede. Keiner kann mehr behaupten, er komme wegen seiner kleinen Kinder nicht mehr zum Laufen. Die Auswahl an guten Geräten ist überschaubar. Wer einen wirklich gut rollenden Laufkinderwagen haben will, um den Nachwuchs mit zum Laufen zu nehmen, sollte beim Kauf auf diese Dinge achten:

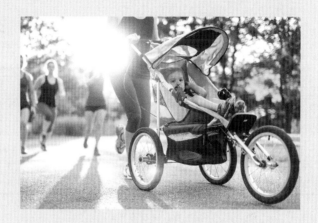

① Der Kinderwagen muss tadellos rollen – und das geht mit größeren Rädern einfacher. Mindestens 16 Zoll sollten sie messen. Kleine Räder blockieren schnell und laufen unruhig.

② Achten Sie auf einen langen Radstand. Das fördert die Spurtreue, der Laufkinderwagen „bricht nicht aus".

③ Ein leichter Aluminium-Rahmen macht sich bezahlt – auch wenn er in der Anschaffung teurer ist.

④ Sie sollten Ihr Kind immer sicher anschnallen können. Ein einfacher Bauchgurt reicht nicht. Ein Gurt mit Fünf-Punkt-Befestigung ist sicherer.

⑤ Achten Sie darauf, dass eine Fußstütze vorhanden ist.

⑥ Empfehlenswert sind Modelle, an denen ein Sicherheitsband befestigt ist, mit dem Sie den Laufkinderwagen auch dann festhalten können, wenn Sie den Kontakt zum Schiebegriff einmal verlieren sollten.

⑦ Wichtig ist eine Parkbremse, also eine Bremse mit Arretierung, die einen stehenden Laufkinderwagen am Wegrollen hindert. Eine Laufbremse hilft – dosiert eingesetzt – vor allem, wenn's bergab geht. Sie müssen weniger Muskelkraft aufwenden, um den Wagen nicht schneller rollen zu lassen als Ihr Lauftempo. Vollbremsungen sollten Sie natürlich vermeiden, laufen Sie immer vorausschauend.

⑧ Ein Sonnendach ist gut, bremst das Gerät bei Wind aber ungemein. Es sollte abnehmbar sein.

⑨ Schnelle Laufkinderwagen haben kein großes Gepäckabteil. Aber kleinere Fächer oder ein Netz unter dem Wagen für Trinkbeutel, Mütze oder Notfalljacke sollten vorhanden sein.

KAPITEL — 6

GESUNDHEIT

Von wegen Lauf-Boom und
Fitness-Wahn: Nicht einmal
12 Prozent aller Deutschen
trieben im Jahr 2019 mehrmals wöchentlich Sport. Wer
regelmäßig läuft, Übungen
für Kraft und Beweglichkeit in
sein Training einbaut und sich
vernünftig ernährt, gehört zu
einer kleinen Minderheit, die
sich genügend um die eigene
Gesundheit kümmert.

**Sabrina
Mockenhaupt**

—

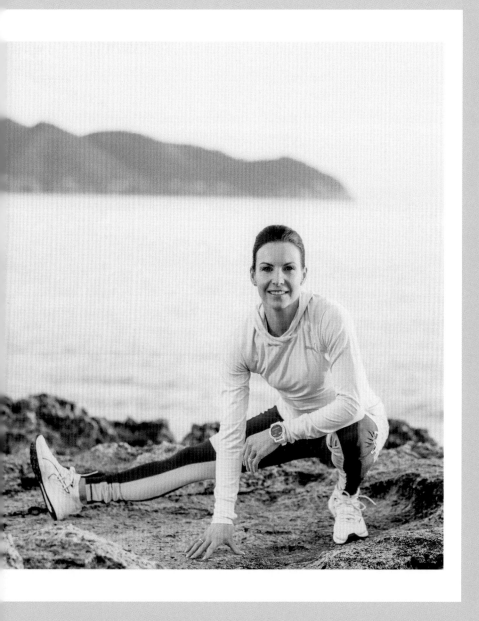

SABRINA MOCKENHAUPT

ÜBER DIE PERFEKTE BALANCE,

DIE BEIM GESUND BLEIBEN HILFT

»

GESUNDHEIT IST DIE GRUNDLAGE FÜR VIELES, **DAS SPASS UND DAS LEBEN LEBENS- WERT MACHT**

Ein gesunder Körper war jahrelang mein Kapital als Leistungssportlerin. Aber eigentlich gilt das doch für alle von uns: Gesundheit ist die Grundlage für Vieles, das Spaß und das Leben lebenswert macht. Deshalb tue ich alles, um Verletzungen und Krankheiten zu vermeiden. Wer regelmäßig läuft, gehört schon mal zu der Minderheit in Deutschland, die sich aktiv um ihre Gesundheit kümmert. Und wer dann noch Übungen in sein Training einbaut, mit denen er an all' den Schwachstellen arbeitet, die bei den meisten Menschen durch jahrelange sitzende Tätigkeiten entstanden sind, macht schon ganz viel richtig.

Aber: Die Balance muss immer stimmen. Ehrgeizige Läufer, aber auch Einsteiger, die schnell voran kommen wollen, neigen dazu, mehr zu trainieren, als ihnen gut tut. Übertraining, Verletzungen und Krankheiten drohen, wenn man das Training überzieht.

Ich passe heute noch auf, dass mir das nicht passiert, indem ich immer auf die Signale höre, die mein Körper ausstrahlt. Ein gutes Körpergefühl bewahrt mich so vor Übertraining. Aber das muss man sich über Jahre erarbeiten. Zu Beginn ist es sicher empfehlenswert, nach Plan zu trainieren und sich von Experten beraten zu lassen.

Ergänzend zu meinem Lauftraining gehe ich regelmäßig ins Fitnessstudio. Dort absolviere ich Übungen, die meinen Körper auf andere Art kräftigen und beweglich halten, als es das reine Laufen vermag. Das ist ganz wichtig für Läufer, um muskuläre Dysbalancen zu vermeiden, die sich bilden können, wenn man ausschließlich läuft. Dieses Training beugt Verletzungen vor und steigert die allgemeine Leistungsfähigkeit.

Im Fitnessstudio komme ich auch mal wieder unter die Leute, da ich bei meinem Lauftraining meistens allein unterwegs bin. Auch wenn meine Spitzensportkarriere vorbei ist

– ich habe gelernt, dass ausreichend Schlaf entscheidend ist, um in allen Bereichen des Lebens leistungsfähig zu sein. Nichts ist für die Erholung nach dem Sport wichtiger als genügend zu schlafen. Ein müder Körper sucht sich Schwachstellen, und dort verletzt man sich dann. Deswegen sollten Sie besonders in der Vorbereitung auf einen Wettkampf auf Ihre Gesundheit achten. Gönnen Sie sich neben dem Laufen genügend Zeit für Erholung und Ruhe. Party machen kann man danach immer noch. Und Stress im Job tut selten gut. Und was, wenn man doch mal verletzt ist? Dann hilft es, die erzwungene Laufpause nicht als Rückschlag oder verlorene Trainingszeit zu betrachten, sondern als eine Zeit, in dem man seinem Körper mal wieder Ruhe gönnt. Danach gewöhnen Sie ihn dann Schritt für Schritt wieder ans Lauftraining. Und die Auszeit vom Laufen hat ja auch positive Seiten: Man hat mehr Zeit für andere Dinge, die Spaß machen, und kann Abstand vom Sport gewinnen. Wer verletzt ist, sollte sich die Pause mit gutem Gewissen gönnen und nicht ständig darüber grübeln, wie viel wertvolle Trainingszeit er verliert. Das Schlimmste, was Sie bei Verletzungen tun können, ist weiterzutrainieren. Dann wird's meistens noch schlimmer, und es dauert länger, bis Sie wieder laufen können.

In diesem Kapitel finden Sie viele Tipps, wie Sie gesund bleiben, Verletzungen vorbeugen oder sich – wenn es dann doch mal passiert ist – richtig auskurieren. Und – das liegt mir besonders am Herzen – tolle Übungen für Beweglichkeit und Kraft, die ich zusammen mit meinem Coach Manuel Ziegler für Sie ausgesucht habe. Ergänzen Sie Ihr Lauftraining mit diesen Übungen. Sie werden erleben, wie sich Fitness, Beweglichkeit, Kraft und am Ende auch Ihre Laufleistung steigern und wie sich Ihre Verletzungsanfälligkeit reduziert.

»

EIN MÜDER KÖRPER SUCHT SICH SCHWACH-STELLEN. UND DORT VERLETZT MAN SICH DANN

WARUM LAUFEN GLÜCKLICH MACHT UND

FÜR MEHR GESUNDHEIT SORGT

Laufen ist die ursprünglichste Form der Fortbewegung. Unsere Vorfahren haben täglich bis zu 40 Kilometer zu Fuß zurückgelegt und dabei etwa 2500 Kilokalorien verbrannt. Untersuchungen haben zudem gezeigt, dass etwa 30 Prozent mehr Blut durch den Kopf fließen und man besser denken kann. Läufer haben das Gefühl, durch die Landschaft zu schweben, sie merken, dass der Körper funktioniert und dass sie gesund sind. Laufen ist Körper- und Psychotherapie in einem. Ihre eigene Gesundheit nehmen aber immer noch viel zu wenige Menschen ernst. In einer gemeinsamen Untersuchung der Marktforschungsunternehmen IFAK, GfK und Forsa (VuMA 2019) kam heraus, dass lediglich 11,67 Millionen Deutsche mehr als einmal pro Woche Sport treiben. Das sind grade einmal 15 Prozent der deutschen Gesamtbevölkerung im Alter über 14 Jahre. Die meisten Menschen bewegen sich also viel weniger als es für eine gute Gesundheit angeraten wäre.

Wer den Schritt vom Couch-Potatoe zum Läufer schaffen will, muss umdenken. Ohne eine Änderung der eigenen Körperwahrnehmung bleibt der erste Schritt oftmals aus. Menschen dauerhaft zu bewegen, ist extrem schwierig. Besser geht es, wenn der Körper auf eine Bewegungserfahrung zurückgreifen kann – auch wenn diese schon lange zurückliegt. Auch deswegen ist es so wichtig, dass Kinder regelmäßig Sport treiben. Denn auch nach einer unsportlichen Zeit erinnert sich der Körper im fortgeschrittenen Alter wieder an die Bewegungserfahrung, die er als Kind oder Jugendlicher gemacht hat.

LASSEN SIE IHREN ATEM SPRECHEN
—

Wer genau wissen will, wie fit er ist, sollte eine Spiroergometrie durchführen lassen. Hierbei werden Ihre Atemgase unter Belastung analysiert. Mithilfe moderner Software werden Ihr Herz-Kreislauf-System und Ihre Lungenfunktion ausgewertet. Die Spiroergometrie gibt Aufschlüsse über viele Krankheiten. Zudem liefert eine solche Analyse präzise Daten zur Trainingsberatung. Der Preis für eine solche Untersuchung samt Auswertung liegt bei rund 250 Euro.

»

LAUFEN ALS PRÄVENTION: SCHUTZ VOR BEWEGUNGSMANGEL

Dabei ist der Wert eines sanften Ausdauersports wie des Laufens unbestritten. Nicht von ungefähr bezeichnen Mediziner die modernen Zivilisationskrankheiten – wie Bluthochdruck oder Diabetes II – auch als Bewegungsmangelkrankheiten. Wer diese Positivliste liest, müsste auf Anhieb die Laufschuhe schnüren und losrennen.

—

LAUFEN STÄRKT
DAS HERZ-KREISLAUF-SYSTEM

Wenn Sie laufen, muss Ihr Herz mehr arbeiten, um den Körper ausreichend mit Sauerstoff zu versorgen. Mit der Zeit kommt es zu einer Anpassung. Das Herz lernt, ökonomischer zu schlagen – und zwar nicht nur beim Sport, sondern rund um die Uhr. Weil zudem auch die Blutgefäße besser durchblutet werden, verstopfen sie nicht so leicht. Laufen senkt somit auch das Herzinfarkt-Risiko.

—

LAUFEN KRÄFTIGT
MUSKULATUR UND KNOCHEN

Vor allem die Bein- und Gesäßmuskulatur wird durch das Lauftraining kräftig und wohlgeformt. Durch den Anpassungsreiz beim Laufen bleiben zudem die Knochen stark.

—

LAUFEN UNTERSTÜTZT
DAS IMMUNSYSTEM

Regelmäßiges, leichtes Lauftraining kurbelt die Produktion der weißen Blutkörperchen an und stärkt somit Ihr Immunsystem. Dadurch sind Sie weniger anfällig für Erkältungen.

WARUM LAUFEN GLÜCKLICH MACHT UND

FÜR MEHR GESUNDHEIT SORGT

—

LAUFEN MACHT
GLÜCKLICH UND BAUT STRESS AB

Wenn Sie Sport treiben, schüttet Ihr Gehirn vermehrt die Botenstoffe Dopamin, Serotonin sowie Endorphine aus. Zugleich senkt Laufen den Spiegel des Stresshormons Cortisol.

—

LAUFEN FÖRDERT
DIE GEHIRNLEISTUNG

Durch Laufen verbessert sich die Sauerstoffversorgung des Gehirns. Nach derzeitigem Stand der Wissenschaft können sogar neue Verbindungen zwischen den Hirnzellen entstehen. Das Gehirn wird leistungsfähiger.

—

LAUFEN SENKT DAS KREBSRISIKO

Studien haben gezeigt, dass aktive Menschen ein geringeres Krebsrisiko aufweisen.

—

LAUFEN BEUGT KNIEBESCHWERDEN VOR

Entgegen hartnäckigen Gerüchten sorgt moderates Lauftraining für eine verbesserte Nährstoffversorgung im Gelenkknorpel und beugt so Knieschmerzen vor, anstatt sie zu verursachen.

—

LAUFEN HILFT GEGEN ÜBERGEWICHT

Last but not least ist Laufen eine der effektivsten Sportarten, wenn man abnehmen möchte. Und beugt so auch Krankheiten vor, zu deren Ursachen Übergewicht gehört – wie Diabetes II und Bluthochdruck.

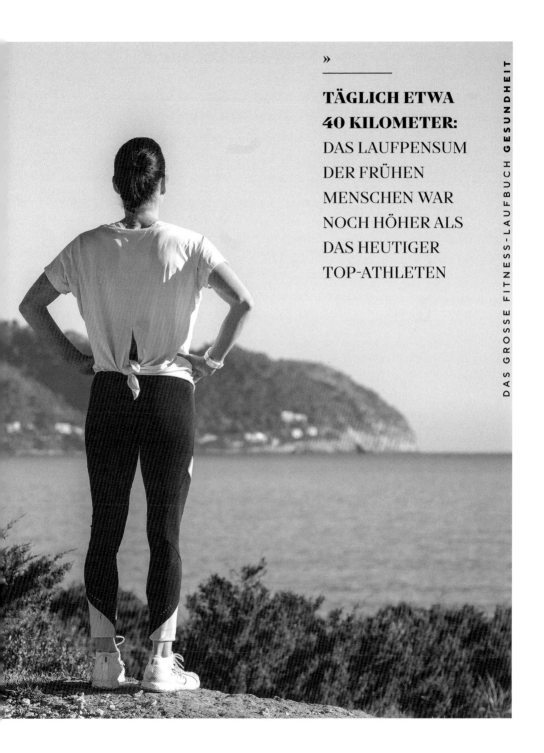

SO KANN BEWEGUNG

CHRONISCHE KRANKHEITEN

LINDERN

»

LAUFEN KANN WIRKSAM WIE EINE ARZNEI SEIN, **WENN ES UNTER ÄRZTLICHER AUFSICHT EINGESETZT WIRD**

Laufen erhöht die Lebensqualität. Auch Menschen, die an chronischen Krankheiten leiden, können davon profitieren, wenn ihre Therapeuten moderates Ausdauertraining in die Behandlung einbeziehen. Therapeutisches Laufen ist ein wirksames Medikament, das allerdings bei Vorerkrankungen nur unter ärztlicher Aufsicht eingesetzt werden sollte.

—

BEI HERZERKRANKUNGEN

Die Zahlen sprechen für sich: Durch körperliche Betätigung lässt sich bei einer Erkrankung der Herzkranzgefäße nach einem Herzinfarkt die Wahrscheinlichkeit, dass der Patient verstirbt, um fast ein Drittel reduzieren. Bei einer Herzinsuffizienz (Herzmuskelschwäche) sogar noch etwas mehr.

Wichtig ist die richtige Anwendung: moderat mit dem Laufen beginnen. Wer vorerkrankt ist, sollte zunächst bei 50 Prozent der maximalen Sauerstoffaufnahme für fünf bis zehn Minuten pro Tag trainieren. Die optimale Belastung für einen gesundheitsorientierten Ausdauersport sieht ein 30- bis 45-minütiges Training an vier bis fünf Tagen pro Woche bei moderater Intensität vor.

—

BEI ERHÖHTEM BLUTZUCKER

Weltweit leiden über 170 Millionen Menschen an Diabetes mellitus Typ II. Bewegungsmangel ist neben einer falschen Ernährung die Hauptursache dieser Krankheit. In der Therapie ist regelmäßige körperliche Betätigung mehrmals pro Woche entscheidend, weil die positiven Effekte nur 72 Stunden lang wirken. Patienten sollten im Vergleich zur

Alltagsaktivität mindestens 1.000 Kilokalorien pro Woche mehr verbrauchen. So kommt es langfristig zu einer Verbesserung des Zucker- und Fettstoffwechsels.

—

BEI KREBSERKRANKUNGEN

Es ist kaum 15 Jahre her, da gab es bei der Diagnose Krebs eine klare Ansage: keine unnötige körperliche Aktivität. Stattdessen wurden Operation, Bestrahlung und Chemotherapie verordnet. Das sind immer noch klassische Behandlungen bei einer Krebserkrankung. Heute gibt es aber einen entscheidenden Unterschied: Sport und Bewegung werden sowohl in der Therapie und Nachsorge als auch zur Vorbeugung von Krebserkrankungen eingesetzt. Dadurch wird verhindert, dass die Patienten immer weniger leistungsfähig sind. Auch Depressionen und Ängste können durch Ausdauersportarten wie Walking gelindert oder teilweise verhindert werden. Die Experten sind sich einig: Regelmäßige Bewegung macht eine Krebstherapie besser verträglich, steigert die Immunfunktion, erhält die Muskelmasse, verbessert die Herz-Kreislauf-Funktion und erhöht die Lebensqualität. Zudem zeigen Studien, dass regelmäßige körperliche Aktivität auch der Neubildung bösartiger Tumore vorbeugen kann.

—

BEI PSYCHISCHEN ERKRANKUNGEN

Viele medizinische Studien sind der Frage nachgegangen, wie Laufen sich auf die Psyche auswirken kann. Subjektiv behaupten die meisten Läufer, dass sie bei ihrem Hobby

»
———

AUCH BEI KREBS WERDEN SPORT UND BEWEGUNG IN THERAPIE UND NACHSORGE EINGESETZT. **SO BLEIBEN DIE PATIENTEN LEISTUNGSFÄHIGER**

SO KANN BEWEGUNG

CHRONISCHE KRANKHEITEN

LINDERN

»
_____

DEPRESSIONEN: LAUFEN KANN MEHR BEWIRKEN ALS MANCHE MEDIKAMENTE

„den Kopf freibekommen". Aber ist das auch nachweisbar? Ist es. Dazu wurden in einer Studie 200 Menschen mit einer depressiven Erkrankung unterschiedlich behandelt. Eine Gruppe unterzog sich unter Anleitung einem Ausdauertraining auf dem Laufband. Dabei liefen die Probanden dreimal pro Woche 45 Minuten mit 70 bis 85 Prozent der maximalen Herzfrequenz. Eine zweite Gruppe trainierte genauso – nur zu Hause und ohne Aufsicht. Die dritte Gruppe bekam ein Antidepressivum, die vierte ein Scheinmedikament.

Nach 16 Wochen zeigte sich, dass die Symptome der Depression in der ersten Gruppe sogar mehr nachgelassen haben als in der Medikamentengruppe. Ebenso eine Besserung der klinischen Symptomatik erfuhren die Teilnehmer der zweiten Gruppe, wenn auch nicht ganz so ausgeprägt wie die Sportgruppe mit Anleitung. Die Studie zeigt, dass ein reines körperliches Training ohne gleichzeitige Gabe von Medikamenten nach vier Monaten genauso wirksam ist wie eine schulmedizinisch durchgeführte psychopharmakologische Behandlung.

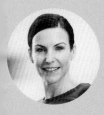

MEIN TIPP

SABRINA MOCKENHAUPT:
REGELMÄSSIG ZUM
GESUNDHEITS-CHECK

Trotz der vielen Vorzüge eines sanften Ausdauersports gibt es beim Laufen auch Gefahren, die man als Sportler nicht oder zu spät wahrnimmt. Bestes Beispiel: Bluthochdruck. Jeder vierte Deutsche ist davon irgendwann in seinem Leben betroffen. Häufig ist erst ein Herzinfarkt oder ein Schlaganfall das erste Warnzeichen. Läufer mit Hochdruck haben ein Risiko, bei höherer Belastung geradezu in einen Herzinfarkt hineinzulaufen. Wenn man die Vorzeichen rechtzeitig erkennt, kann man früh gegensteuern. Auch leiden immer mehr Menschen unter Allergien. Bei Läufern kann sich daraus ein Belastungsasthma entwickeln. Wenn man rechtzeitig zur Vorsorge geht, ist die Chance groß, dass es erst gar nicht so weit kommt.

Führende Mediziner raten, nicht nur das Auto regelmäßig in die Inspektion zu bringen, sondern auch den eigenen Körper immer wieder durchchecken zu lassen. Ab 30 Jahren ist eine jährliche sportmedizinische Untersuchung sinnvoll. Diese besteht aus einer Analyse der wichtigsten Blutwerte, einer sorgfältigen körperlichen Untersuchung, einem EKG in Ruhe und unter Belastung, einem Lungenfunktionstest und einer Ultraschall-Untersuchung des Herzens.

Wenn Sie planen, an einem Wettkampf teilzunehmen, ist eine medizinische Voruntersuchung eigentlich Pflicht. Immer mehr Veranstalter raten dazu, vor dem Start ein Attest einzuholen, welches bescheinigt, dass Sie als Läufer der Belastung gewachsen sind.

»

BEI ALLERGIEN, BLUTHOCHDRUCK UND ANDEREN UNERKANNTEN ERKRANKUNGEN **KANN LAUFEN GEFÄHRLICH WERDEN**

SO WERDEN AUS SITZ-ATHLETEN

LÄUFER

»

MOBILITY-TRAINING STATT STRETCHING: DIE PERFEKTE ERGÄNZUNG ZUM LAUFEN

Laufen, auch bergauf über Stock und Stein, und dazu regelmäßig die Übungen für einen besseren Laufstil – einen knackigen Po und schöne Beine entwickeln Läufer fast automatisch. Aber: Die meisten von uns haben den Großteil ihres Berufslebens im Sitzen verbracht. Und daran hat sich der Körper angepasst. Mit Laufen allein schafft es kaum jemand, sich vom „Sitzathleten" wieder dahin zu entwickeln, wofür die Jahrtausende lange Evolution den Menschen eigentlich geschaffen hat: Ein Wesen, das sich auf zwei Beinen ausdauernd fortbewegt und im Liegen ausruht. Denn viel Zeit im Sitzen zu verbringen, ist eine so junge Entwicklung in der Menschheitsgeschichte, dass unser Körper physiologisch kaum daran angepasst ist. Früher stand der Mensch, er ging, lief, lag oder hockte. Auf Stühlen saßen die wenigsten. Heute hockt kaum noch jemand. Und beim Hocken beginnen die Übungen, die wir empfehlen, um den durchs Sitzen entstandenen Defiziten entgegenzuwirken und gesünder zu laufen und zu leben.

Bei diesen Übungen sind immer zahlreiche Muskelgruppen, aber auch alle übrigen Strukturen des Bewegungsapparates und das Nervensystem involviert. Denn Laufen ist zwar eine natürliche, aber auch komplexe Form der Bewegung. Deshalb trainieren erfolgreiche Athleten ihre Muskeln auch beim Kraft- und Beweglichkeitstraining längst nicht mehr isoliert, sondern in Bewegungsfolgen, bei denen sich einzelne Muskeln kontrahieren, während sich andere entspannen. Diese Methode, mit der Beweglichkeit und Kraft zusammen verbessert werden, nennt sich „Mobility-Training".

Das klassische „Stretching", das jahrzehntelang gepredigt wurde, ist mittlerweile überholt. Der Hintergrund: Beim reinen Dehnen wird nur passiv am Muskel gezogen, ohne dass das Gehirn stark involviert wäre. Da aber Bewegung und Sport immer mit großer Gehirn- und Nervenaktivität verbunden ist, empfehlen wir Ihnen Übungen, bei denen Kraft, Beweglichkeit, Koordination und Gleichgewicht zusammenen trainiert werden. Zudem kann intensives Stretching nach belastenden Laufeinheiten geradezu kontraproduktiv sein: Durch den starken Dehnreiz werden bereits durch die Laufbelastung angeschlagene Muskelstrukturen weiter beschädigt. So fördert Stretching eher Muskelkater als ihn zu verhindern.

Es spricht allerdings dennoch nichts dagegen, nach einem lockeren Dauerlauf die Muskeln mit ein paar moderaten Stretchingübungen wieder lang zu ziehen und den Muskeltonus zu senken. Eine langfristige Verbesserung der Beweglichkeit sollten Sie sich davon nicht erhoffen: Die positiven Effekte des Dehnreizes verschwinden schon bald, nachdem Sie gestretcht haben.

Wir zeigen Ihnen auf den folgenden Seiten einige Übungen, die Sabrina Mockenhaupt Woche für Woche in ihr Trainingsprogramm einbaut. Vor jedem Lauf absolviert sie ein zehn- bis zwanzigminütiges Programm für mehr Beweglichkeit und Stabilität.

Lassen Sie sich davon inspirieren und versuchen Sie, die Übungen selbst zu absolvieren. Wie gut sie die Work-outs durchführen können und wie viele Wiederholungen Sie benötigen, um einen Effekt zu erzielen, hängt natürlich stark von Ihrem individuellen Trainingszustand ab. Deshalb werden Sie bei den Übungsbeschreibungen keine Empfehlungen für Wiederholungszahlen oder Dauer der Übungen finden. Am besten ist es, die Übungen unter Anleitung in einem Sportverein oder einem qualitativ hochwertigen Fitnessstudio zu absolvieren, wo die Gesundheit der Sportler im Vordergrund steht. Dort werden erfahrene Trainer auf die richtige Ausführung der Ihnen empfohlenen Übungen achten. Und dort sagt man Ihnen auch, wie oft Ihnen die eine oder andere Übung gut tut.

»

ÜBUNGEN, BEI DENEN AUCH KOORDINATION UND GLEICHGEWICHT GESCHULT WERDEN

MOBILISIERT HÜFTE, FUSSGELENKE UND DEN SCHULTERGÜRTEL

DAS HOCKEN

WIEDER LERNEN

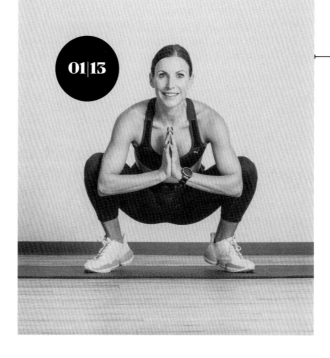

01|13

1

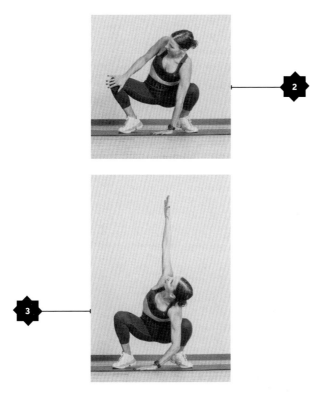

—

Die Hocke ist die einfachste Übung, um die Hüfte zu mobilisieren und um die Waden sowie den unteren Rücken zu dehnen. Es ist eine Basisübung, die in unserer DNA verankert ist, weil die Hockposition für den ursprünglichen Menschen die natürlich Ruheposition war. Die Hocke dehnt höchst effektiv den unteren Rücken und die Wade. Wer in die tiefe Hocke (1) nur kommt, indem er die Fersen vom Boden löst und auf den Fußballen steht, sollte umso öfter in der Hockposition an seiner Beweglichkeit arbeiten. In der Hockposition können Sie dann auch die Knie nach außen drücken und so die Adduktoren an der Innenseite der Oberschenkel dehnen (2). Wenn Sie aus dieser Position den Arm nach oben strecken (3) und den Fingerspitzen nachschauen, dehnen Sie auch noch die durchs Arbeiten am Computer oft verkürzte Brustmuskulatur und mobilisieren den Schulterbereich, der im modernen bewegungsarmen Alltag viel zu wenig gefordert wird.

AKTIVIERUNG DES <u>HÜFTGELENKS</u>

VOR DEM LAUFEN

Bevor Sie loslaufen, können Sie Ihre Hüftgelenke auf die bevorstehenden Aufgaben vorbereiten, indem Sie die beiden Kugelgelenke mobilisieren, mit denen sich Ihre Beine in alle Richtungen bewegen lassen. Danach fallen die ersten Laufschritte viel leichter und das Verletzungsrisiko sinkt. Denn die Hüfte gehört zu den Bereichen des menschlichen Körpers, die physiologisch die größte Beweglichkeit aufweisen und dementsprechend mobil gehalten werden sollten. Dazu eignen sich die hier gezeigten Übungen.

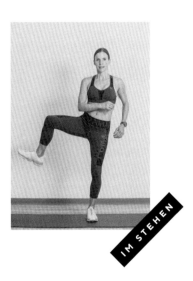

IM STEHEN

—

Stellen Sie sich zunächst auf ein Bein, heben Sie das andere Knie mit hängendem Unterschenkel nach vorn bis in die Waagerechte. Dann drehen Sie in einer durchgehenden Bewegung das Knie nach außen. Aus dieser Position senken Sie das Knie ab und führen dann den Fuß wieder in Richtung des Standbeins, so dass eine kreisende Bewegung entsteht, die Sie ausreichend oft wiederholen können. Dann wechseln Sie das Bein. Die Übung schult gleichzeitig Balance und Gleichgewicht.

02|13

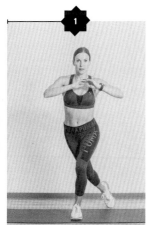

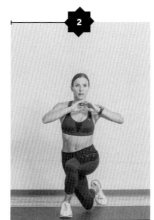

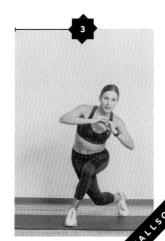

IM AUSFALLSCHRITT

—

Mit dieser Bewegungsfolge aktivieren Sie alle aufs Hüftgelenk wirkenden Muskelgruppen in allen drei Dimensionen, in denen Sie Ihre Beine bewegen können. Ausgangsstellung ist ein leichter Ausfallschritt mit überkreuzten Beinen (1). Dann senken Sie den Körperschwerpunkt und das hintere Knie ab (2). Beugen Sie anschließend den Oberkörper auf die Seite des vorderen Beins (3). Von dort kehren Sie in einer flüssigen Bewegung in die Ausgangsposition zurück, wo Sie die Beine wechseln und die Übungen für die andere Seite durchführen.

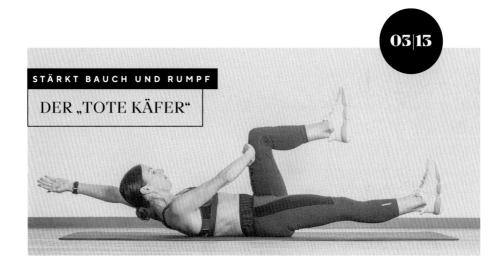

STÄRKT BAUCH UND RUMPF

DER „TOTE KÄFER"

Die Übung heißt „Toter Käfer", weil sie ein bisschen an ein in Rückenlage geratenes Insekt erinnert, dass sich aus dieser misslichen Situation befreien will, indem es wie wild mit den Beinen strampelt, bis die Kräfte ganz schwinden. Sie strampeln allerdings bei diesem Work-out gar nicht, sondern führen die Bewegungen sehr kontrolliert aus, um vor allem die gerade, schräge und tiefe Bauchmuskulatur unter Spannung zu setzen und so zu trainieren. In Rückenlage heben Sie zunächst das rechte Bein gestreckt ein kleines Stück an, ohne dabei zu sehr ins Hohlkreuz zu geraten. Ihr unterer Rücken sollte sich höchstens so weit heben, dass Sie das Gefühl haben, eine Ameisenstraße zu überbrücken. Das linke Bein winkeln Sie an und führen dann Ihre rechte Hand zum linken Knie. Während Sie mit der rechten Hand Druck auf Ihr Knie ausüben, halten Sie den linken Arm gestreckt nach hinten. Halten Sie diese Position für ein paar Sekunden und versuchen Sie dabei, „Ihren Bauchnabel nach innen zu ziehen". Mit diesem Bild ist gemeint, dass Sie die Bauchmuskeln anspannen und versuchen, die Bauchdecke der Wirbelsäule anzunähern. Danach wechseln Sie die Seiten, das linke Bein wird gestreckt, das rechte gebeugt und die linke Hand fasst ans rechte Knie. Diese Übung zeichnet sich dadurch aus, dass sie die Haltemuskulatur des Rumpfes sehr laufspezifisch trainiert, weil – genau wie beim Laufen – Beine und Arme gegengleich bewegt werden. Außerdem bleibt die Bauchmuskulatur – wie beim Laufen – lang und wird nicht verkürzt wie bei den bekannteren Crunches oder Sit-ups. Somit ist es eine physiologische Übung zur Stärkung des Rumpfes, denn dessen Aufgabe ist es, zu stützen, zu stabilisieren und ungewollte Drehbewegungen zu verhindern. Und nicht – wie bei Crunches oder Sit-ups –, sich als bewegungsausführender Muskel zu verkürzen.

—

EINFACHERE VARIANTE FÜR EINSTEIGER

Winkeln Sie beide Beine mit je einem 90-Grad-Winkel im Hüft- und Kniegelank an und führen Sie nur Arme und Hände – wie Im Foto gezeigt – abwechselnd ans Knie und über den Kopf. Damit verhindern Sie eine Ausführung der Übung im Hohlkreuz.

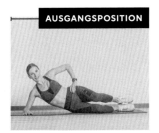

FÜR EINEN STARKEN PO UND EINEN STABILEN RUMPF

DIE „MUSCHEL"

04|13

AUSGANGSPOSITION

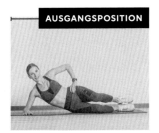

2

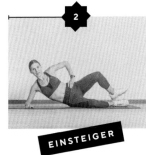

EINSTEIGER

3

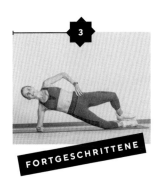

FORTGESCHRITTENE

Es gibt immer mehr Menschen, die kaum noch in der Lage sind, ihre Gesäßmuskulatur willentlich stark anzuspannen. Das führt vor allem bei Laufeinsteigern zu erheblichen Problemen und oft auch zu Verletzungen. Denn die Muskeln am Po sorgen nicht nur für die knackige Form, sondern tragen auch einen Großteil zur Stabilität bei jedem Laufschritt bei. Mit dieser Übung kräftigen sie den „Gluteus Medius", wie der mittlere Gesäßmuskel in der Fachsprache heißt. Er trägt bei einem guten Laufstil einen großen Teil der Verantwortung für die Stabilität des Knies. Wenn er aber abgeschwächt ist und nicht gut arbeitet, kann das Knie bei jedem Auftreten nach innen drehen – wodurch auf Dauer Verletzungen provoziert werden. Ausgangspunkt für diese Übung ist ein Seitstütz mit leicht angezogenen Beinen. Das Körpergewicht ruht auf dem unteren Bein, dem Po und dem rechten Unterarm. Aus dieser Position heraus heben Sie das linke Knie mit einer Drehung in der Hüfte nach oben an (2). Diese Bewegung nennt man Abduktion und mit ihr wird der mittlere Gesäßmuskel gekräftigt. Fortgeschrittene können mit der Abduktion zusätzlich die Hüfte nach oben drücken und trainieren so gleichzeitig die Rumpfmuskulatur (2). Auf beiden Seiten mit der gleichen Wiederholungszahl und Intensität durchführen.

P.S.: Muschel heißt diese Übung, weil das Öffnen und Schließen der Beine an die geschlossene und offene Position zweier Muschelschalen erinnert.

DIE „HÜFTBRÜCKE"

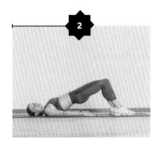

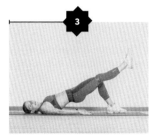

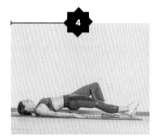

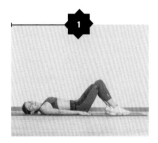

—

Für diese Übung benötigen Sie ein dehnbares Gummiband, das Sie oberhalb der Knie so um die Oberschenkel legen, dass beide Beine verbunden sind und das Band leicht unter Spannung kommt. Ein sogenanntes „Miniband" können Sie online bestellen (kostet um die zehn Euro). Wenn es bei dieser Übung eingesetzt wird, führt das dazu, dass gleichzeitig der große (Gluteus Maximus) und der mittlere Gesäßmuskel (Gluteus Medius) trainiert werden. Der „Große" übernimmt die Hauptarbeit beim Anheben des Pos und beim Halten der Streckung. Der „Mittlere" wird angesprochen, wenn Sie das Bein gegen den Widerstand des Minibandes absenken. Außerdem steigert das Miniband den Aktivierungseffekt für alle beteiligten Muskeln. Der „Gluteus Maximus" ist beim Laufen für die Gesäßstreckung zuständig. Außerdem werden mit der Bewegungsfolge die Muskeln an der Oberschenkelrückseite trainiert. Diese „Ischiokurale Muskulatur" unterstützt das Gesäß in der Laufbewegung bei der Streckung, die erforderlich ist, um einen idealen Abdruck vom Fußballen zu erzeugen.

Aus der Ausgangsposition (1) heben Sie Ihr Gesäß so an, dass eine gerade Linie vom Knie bis zum Hals entsteht. Fixieren Sie diese Position, indem Sie Po und Rumpfmuskulatur anspannen (2). Dann strecken Sie das rechte Bein, sodass die gerade Linie bis zum Fußgelenk verlängert wird (3). Aus dieser Position bewegen Sie das gestreckte Bein gegen den Widerstand des Minibandes nach unten (4). Nach mehreren Wiederholungen wechseln Sie das Bein.

VARIANTE FÜR

FORTGESCHRITTENE

DIE „SPRINTERÜBUNG"

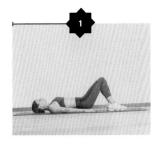 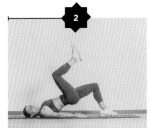

Fortgeschrittene können aus der Hüftbrückenposition heraus auch die sogenannte „Sprinterübung" absolvieren. Dabei lassen Sie das Miniband weg. Die Hüfte wird nach oben gebracht und gleichzeitig das Knie gebeugt und so weit Richtung Kopf bewegt, bis in Hüfte und Knie ein 90-Grad-Winkel entstanden ist. Danach wird das gerade trainierte Bein wieder abgestellt und das andere Bein angehoben. So erreichen Sie, dass gleichzeitig der Gesäßmuskel eines Beines stabilisierend arbeitet, während auf der anderen Seite der Hüftbeuger dafür sorgen muss, dass Knie und Fuß gehoben werden. Eine sehr laufspezifische Übung, die aber Übung erfordert – gerade bei Menschen, die jahrelang viel gesessen haben und kaum noch ihren Gesäßmuskel willentlich anspannen können. Bei ihnen ist ein Training aller Muskeln angesagt, die aufs Hüftgelenk wirken. Denn für einen ökonomischen und gesunden Laufstil ist es extrem wichtig, dass bei jedem Schritt der Hüftbeuger der einen und der Gesäßmuskel der anderen Seite perfekt zusammenarbeiten. Während der Hüftbeuger das Knie nach vorn bringt, sorgt das Gesäß für Streckung, Abdruck und Stabilität des hinteren Beins. Und das bei jedem Lauf in zigtausendfachem Wechsel.

06|13

DER „VIERFÜSSLER"

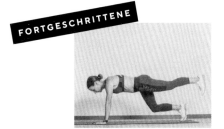

K6

184

Die Übungen im Liegestütz auf den Knien oder den Füßen dienen alle dem Training der sogenannten „muskulären Streckschlinge" an der Körperrückseite. Dazu gehört die Rückenmuskulatur von den Schultern bis in den Lendenbereich, das Gesäß und die Oberschenkelrückseite. Ein
echter Klassiker ist dabei die Übung, für die Sie sich zunächst auf den Boden knien und sich so
mit den Armen abstützen, dass die Hände genau unter den Schultern sind. Jetzt strecken Sie das
linke Bein nach hinten und die rechte Hand nach vorn. Halten Sie den Kopf in der Verlängerung
der Wirbelsäule. Spannen Sie dabei Bauch und Rückenmuskeln an. Der Rücken muss gerade
sein, deshalb führen Sie weder Bein noch Arm nach oben. Vermeiden Sie ein Hohlkreuz. Halten
Sie diese Stellung für zehn Sekunden, danach führen Sie das rechte Knie und den linken Ellenbogen unter Ihrem Körper zusammen und beginnen von Neuem, bevor Sie die Seiten wechseln.

FORTGESCHRITTENE

Bei dieser Variante ruht das Körpergewicht nur auf den Armen und den Fußspitzen. Dann werden die Beine jeweils im
Wechsel angehoben und Sie verharren kurz in der Position,
die sich dadurch auszeichnet, dass Hinterkopf, Schultern,
Rücken, Gesäß und das angehobene Bein eine gerade Linie
bilden. Um diese Position stabil zu halten, muss der Rumpf
schon gut trainiert sein. Wer Sie beherrscht, trainiert die
hintere Streckschlinge aus den Muskeln an Rücken, Po und
Oberschenkelrückseite zusammen mit der Haltemuskulatur
des Rumpfes ideal.

DAS GROSSE FITNESS-LAUFBUCH GESUNDHEIT

IM UNTERARMSTÜTZ

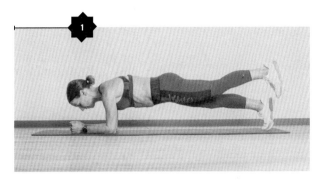

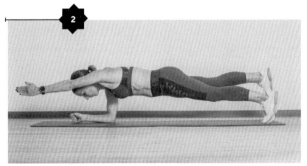

Bei dieser Übung stützen Sie sich auf die Unterarme und die Fußspitzen. In der Ausgangs-position sind die Beine gestreckt. Dann heben Sie zunächst den linken und rechten Fuß im Wechsel mit gestrecktem Bein an (1). Halten Sie die obere Position jeweils für einige Sekunden. Im nächsten Step (2) strecken Sie dazu den jeweils gegenüberliegenden Arm aus. Also: rechtes Bein anheben, linken Arm ausstrecken und umgekehrt. Verharren Sie auch hier jeweils kurz in der Endposition.

DIE BESSEREN <u>SIT-UPS</u>

07|13

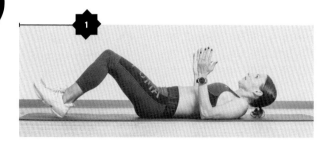

Die klassischen Sit-ups mit einem Einrollen der Wirbelsäule und einem Annähern von Kopf und Knie sind aus der
Mode gekommen. Denn von der leicht eingerollten Position
mit einer Annäherung von Brust und Knie haben Sie beim
täglichen Sitzen ja schon genug. Auch Top-Läuferinnen wie
Sabrina Mockenhaupt wählen die hier gezeigte Variante,
um ihre Bauchmuskulatur zu kräftigen. Dabei liegen Sie zunächst mit angezogenen Beinen ganz flach auf dem Rücken.
Die Oberarme legen Sie neben sich, das Ellenbogengelenk
formt einen 90-Grad-Winkel (1). Aus dieser Position heben
Sie Ihren Oberkörper nur so weit an, dass die Ellenbogen
am Boden bleiben (2). Die Kraft dafür kommt natürlich aus
dem Bauch, nicht aus den Armen. Wichtig: Der Rücken bleibt
gerade, Brust und Kopf nähern sich nicht den Knien, ein Einrollen der Wirbelsäule wird vermieden.

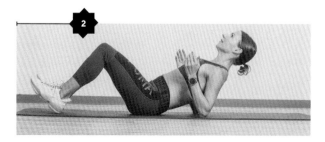

FÜR EINEN STARKEN RÜCKEN

DAS Y, DAS W UND DAS T

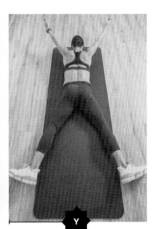

Y

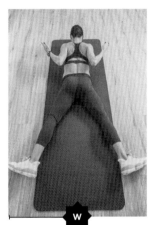

W

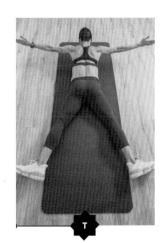

T

—

Die Ausgangsposition für diese Übung ist bei allen drei Varianten die gleiche: Sie liegen mit leicht gespreizten Beinen auf dem Bauch und heben Kopf und Schulterbereich so weit an, dass dieses Buch gerade so zwischen Ihre Nasenspitze und den Boden passen würde. Dann wechseln Sie immer wieder die Armhaltung, so dass Ihr Oberkörper mal ein Y, mal ein W und mal ein T bildet. Wichtig dabei: Die meiste Zeit sollten Sie dabei in der T-Position verbringen, weil Sie damit vor allem jene Anteile Ihrer Rückenmuskulatur kräftigen, die im Alltag (und beim Laufen) viel zu wenig trainiert werden.

SO WERDEN LÄUFER IM

AUSFALLSCHRITT <u>MOBIL</u>

UND <u>STARK</u>

—

Der Schultergürtel und das Hüftgelenk sind die beiden Bereiche des menschlichen Körpers, die eigentlich am beweglichsten sein sollten. Bei den meisten sind sie es aber nicht. Die sitzende Haltung vor dem Computer schränkt bei Zivilisationsmenschen die Beweglichkeit ein. Mit dieser Abfolge von Übungen mobilisieren Sie diese Bereiche und kräftigen nebenbei fürs Laufen wichtige Muskelgruppen.

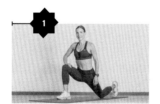

Ausgangsposition ist ein großer Ausfallschritt, bei dem das hintere Knie auf dem Boden aufsetzt. Damit wird bereits der Hüftbeugemuskel gedehnt.

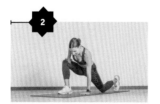

Danach stützen Sie sich mit der linken Hand auf dem Boden ab. Der Oberkörper wird Richtung Knie bewegt, der Dehneffekt auf den Hüftbeugemuskel, der durch sitzende Tätigkeiten meist verkürzt ist, wird noch einmal verstärkt.

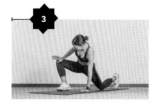

Jetzt drückt die rechte Hand das rechte Knie nach außen. Die Adduktorenmuskeln an der Innenseite des Oberschenkels werden gedehnt, das Hüftgelenk weiter mobilisiert.

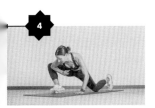

Noch einmal verstärken können Sie den Dehn- und Mobilisierungseffekt, indem Sie jetzt mit dem Ellenbogen statt mit der Hand gegen das Innenknie drücken.

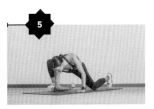

Als nächstes bewegen Sie den zu 90 Grad gebeugten Arm Richtung Boden, was eine verstärkte Dehnung der gesamten Rückenmuskulatur zur Folge hat.

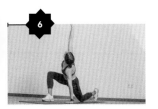

Aus dieser Position heraus öffnen Sie sich zur Seite des aufgestellten Fußes hin und bewegen den rechten Arm langsam nach oben, bis er gestreckt zum Himmel oder zur Decke zeigt Drehen Sie dabei den Kopf so, dass Sie Ihren Figerspitzen hinterherschauen. Das dehnt die oft verkürzte Brustmuskulatur und sorgt für Beweglichkeit im Schultergürtel.

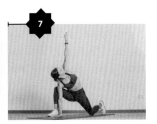

Anschließend führen Sie den rechten Arm nach unten und stützen sich mit der rechten Hand neben dem rechten Fuß ab. Gleichzeitig öffnen Sie sich zur Seite des hinteren Beins und führen den linken Arm nach oben. So dehnen Sie die Brust und mobilisieren den Schultergürtel von der anderen Seite aus. Anschließend wechseln Sie die Beine und führen die komplette Übungsfolge spiegelverkehrt durch.

WENN DER BESENSTIEL ZUM

EINSATZ KOMMT

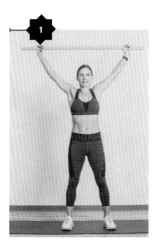 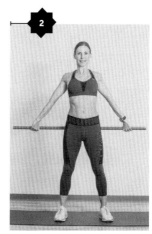

Für diese Übungen brauchen Sie eine Gymnastikstange (ein Besenstiel oder etwas ähnliches tut es auch). Sie dient der Mobilisierung der Schultergelenke und dehnt die Brustmuskulatur, die oft verkürzt ist bei Menschen, die sitzend am Computer arbeiten. Mit der Übung „öffnen" Sie Ihren Brustkorb und machen die oft blockierten Brustwirbel wieder beweglich, was beim Laufen auch die Atmung unterstützt. Sie hilft, beim Laufen und im Alltag eine aufrechte Position zu finden, sich groß zu machen und die eingerollte, nach unten, oft aufs Handy schauende Haltung hinter sich zu lassen. In der Ausgangsposition halten Sie die Stange etwas über schulterbreit gefasst mit gestreckten Armen über Ihrem Kopf. Greifen Sie die Stange so, dass die Handöffnung nach vorn zeigt. Dann führen Sie die Stange möglichst mit gestreckten Armen hinter Ihrem Kopf und Rücken nach unten, bis Sie die Endposition erreichen. Klingt einfach, aber die meisten Sportler müssen länger üben, bis sie so beweglich sind, dass sie diese 360-Grad-Rotation der Oberarmköpfe im Schultergelenk hinbekommen.

FÜR EINE STABILE HÜFTE

BEI JEDEM SCHRITT

AN DER STUFE TRAINIEREN

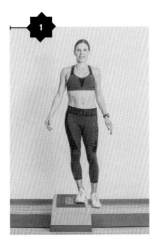

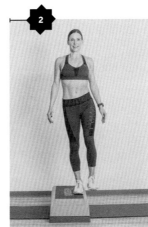

Bei Menschen, die zu viel sitzen und sich zu wenig bewegen, droht die Gesäßmuskulatur zu verkümmern. Beim Laufen müssen dann die Muskeln an der Rückseite des Oberschenkels mehr Arbeit übernehmen als ihnen gut tut. Deshalb empfehlen wir Ihnen, Po und Hüfte speziell zu trainieren, damit Ihre Hüfte beim Laufen durch alle sie beinflussenden Muskeln stabil gehalten wird. Hüftstabilität beim Laufen erfordert ein komplexes Zusammenspiel aller an der Hüfte ansetzenden Muskeln. Die hier gezeigte Übung zielt darauf ab, Ihre Hüfte so zu trainieren, dass sie stabil bleibt, wenn Sie bei jedem Ihrer Laufschritte Ihr ganzes Gewicht auf das Standbein verlagern. Stabilität in der Hüfte beugt nicht nur Verletzungen vor, sondern hilft Ihnen auch, sich bei jedem Schritt kräftig und mit einer guten Streckung vom Boden abzudrücken. Am Ende schlägt sich das auch in besseren Laufleistungen nieder. Stellen Sie sich mit einem Bein seitlich auf die Erhöhung. Senken Sie den Fuß des anderen Beines unter das Niveau der Sohle ihres Standfußes ab (1). Dann heben Sie das „Spielbein" an, indem Sie Ihre Gesäßmuskulatur anspannen (2). Kurz halten, dann das Bein wieder absenken und von Neuem beginnen. Danach die Seiten wechseln.

IM SEITSTÜTZ IST AUCH

BALANCE GEFORDERT

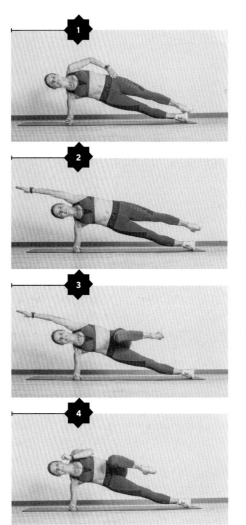

—

Diese Bewegungsfolge ist ein gutes Beispiel dafür, wie moderne Funktionsgymnastik gleichzeitig viele Leistungskomponenten schult. Im Seitstütz ruht Ihr Körper zunächst auf einem Fuß und einem Unterarm (1). Achten Sie darauf, dass Beine, Hüfte und Oberkörper eine gerade Linie bilden. Für Einsteiger ist das schon ganz schön anstrengend, Sie können zunächst damit beginnen, das Halten dieser Position über einige Sekunden in Ihr Übungsprogramm zu integrieren. Dann wird der Schwierigkeitsgrad erhöht, indem Sie den oberen Arm über den Kopf ausstrecken und das obere Bein anheben (2). Achten Sie darauf, dass die Hüfte nicht absinkt. Wenn Sie jetzt noch entweder nur das obere Bein im Wechsel anbeugen und strecken (3) oder Arm und Bein gleichzeitig beugen und strecken (4) wird's noch mal anstrengender. Sie schulen mit der Übung auch Stabilität, Gleichgewicht und Balance. Natürlich wird die Übung in allen Varianten auf beiden Körperseiten absolviert.

DEN GEGENSPIELER DER WADE
IN DEN FOKUS NEHMEN

GEGEN DAS PATSCH-PATSCH
AUF DER LAUFSTRECKE

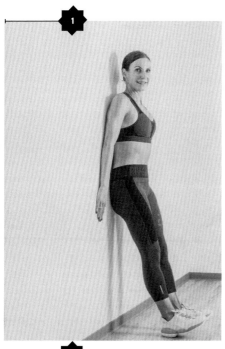

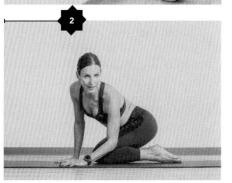

—

Diese beiden Übungen dienen der Kräftigung und der Dehnung eines Muskels am Unterschenkel, der oft vernachlässigt wird. Der „Tibialis Anterior" ist Gegenspieler der bei Läufern meist sehr kräftigen Wadenmuskulatur. Oft ist er nicht genügend auftrainiert. Erkennbar wird das an einem lauten „Aufpatschen" von Läufern bei jedem Schritt. Seine Dehnung und Kräftigung kann auch helfen, dem unter Läufern recht weit verbreiteten Schienbeinkantensyndrom vorzubeugen, das allerdings viele Ursachen haben kann: falsche Laufschuhe, schlechte Hüftmobilität und -Stabilität, zu wenig bewegliche Fußgelenke und, und, und. Aber diese Übungen sind ein sehr einfacher erster Schritt zur Vorbeugung: Lehnen Sie sich zur Kräftigung an eine Wand, die Füße stehen eine Fußlänge davor und berühren nur mit den Fersen den Boden. Ziehen Sie dann immer wieder die Fußspitzen an und halten Sie diese Position für ein paar Sekunden (1). Zur Dehnung des „Tibialis Anterior" hocken Sie sich mit gestreckten Füßen auf den Boden und setzen das Gesäß auf den Füßen ab (2). Wenn Sie dann noch das Gesäß jeweils links und rechts neben den Füßen absetzen, dehnen Sie gleichzeitig die Gesäßmuskulatur.

WENN'S DOCH PASSIERT:

SO REAGIEREN SIE AUF SCHMERZEN

BEIM LAUFEN RICHTIG

Auf den vorherigen Seiten haben Sie viele Übungen und Tipps kennengelernt, mit denen Sie gesund laufen und Verletzungen vermeiden. Aber trotz aller Vorsicht kann es doch passieren. Oft entstehen Verletzungen, weil Läufer Umfang und Intensität des Trainings zu schnell steigern. Betroffen sind dann häufig Gelenke sowie Sehnen und Bänder, die mit der muskulären Anpassung an das Training nicht mitkommen. Oder ein Malheur wie Umknicken führt zu Schädigungen am Bewegungsapparat.

Plötzlich droht der Traum vom schmerzfreien Laufen zu zerplatzen. Die Achillessehne schmerzt oder das Knie. Jetzt ist Handeln gefragt. Falsch wäre es, einfach weiterzulaufen. Am besten holen Sie sich den Rat eines guten Arztes ein. Wie Sie richtig auf die häufigsten Beschwerden bei Läufern reagieren, lesen Sie auf den folgenden Seiten.

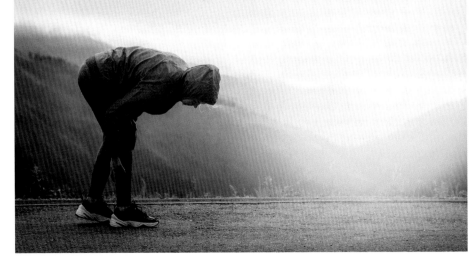

WENN DIE ACHILLESSEHNE SCHMERZT:

BELASTUNG REDUZIEREN!

Reizungen an der Achillessehne sind unter Läufern weit verbreitet. Oft treten die Schmerzen etwa sechs Zentimeter oberhalb des Achillessehnenansatzes auf. Meist ist das Gleitlager der Achillessehne geschwollen und schmerzt bei der Untersuchung auf Druck von außen. Bei Belastungsbeginn oder direkt morgens nach dem Aufstehen können die Schmerzen verstärkt sein. Unter leichter Belastung lassen die Schmerzen oft nach. Auch ein erhöhter Harnsäurespiegel kann dazu beitragen, dass die Beschwerden nicht verschwinden. Als Ursachen kommen auch andere Faktoren (Zähne, organische Störung, Fehlbelastungen der Lendenwirbelsäule) in Betracht. Wichtig ist es, schnell auf Schmerzen zu reagieren, also die Belastung zu reduzieren und einen Arzt aufzusuchen.

—

WAS SIE BEI ACHILLESSEHNEN-SCHMERZEN TUN KÖNNEN

Grundsätzlich sollte man prüfen (lassen), ob die Schuhe zum Laufstil passen. Mitunter hilft bereits eine leichte (circa drei Millimeter dicke) feste Fersenerhöhung, mit der die Sehne entlastet wird. Diese Fersenerhöhung sollte in beiden Schuhen getragen werden. Ein intensives und regelmäßiges Dehnen und wieder Anspannen der unteren Wadenmuskulatur an einer Treppenstufe oder etwas ähnlichem ist ebenfalls sinnvoll. Insgesamt sollte nicht zu lange in Eigenregie an der schmerzenden Achillessehne therapiert werden. Bis die Beschwerden abklingen, kann es zwischen vier bis sechs Wochen dauern. Alternatives Training (Schwimmen, Radfahren, Aquajogging) ist in dieser Zeit aber möglich.

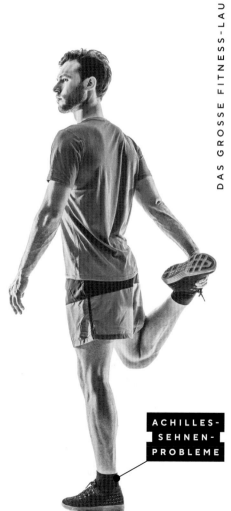

ACHILLES-SEHNEN-PROBLEME

WENN DER TRAKTUS AN DER KNIE-
AUSSENSEITE SCHMERZT

Das Läuferknie, auch „Traktusscheuersyndrom" genannt, ist eine der häufigsten Läuferverletzungen. Es handelt sich dabei um eine Überbelastung einer Sehnenplatte (Tractus iliotibialis) im Bereich des Kniegelenks. Der „Tractus" beginnt in der Hüftregion, läuft über die Oberschenkelaußenseite, über die äußere Knieregion und verbindet letztlich einen Muskel im Hüftbereich mit dem Schienbeinkopf. Ständiges Reiben der Sehne über den unteren Anteil des Oberschenkelknochens kann erst eine Reizung und auf Dauer eine Entzündung eines Schleimbeutels verursachen. Das Läuferknie kann durch eine falsche Belastung (beispielsweise durch alte oder ungeeignete Laufschuhe), durch O-Beine oder einen schlechten Laufstil entstehen. Stechende Schmerzen an der Außenseite des Kniegelenks können deutliche Zeichen für das Läuferknie sein. Typisch ist auch, dass die Schmerzen nach einer bestimmten Distanz auftreten, immer stärker werden, bis das Weiterlaufen nicht mehr möglich ist. Unterbricht man seinen Lauf, lassen die Schmerzen nach, kommen aber sofort wieder, sobald man weiterläuft.

—

WAS SIE BEIM LÄUFERKNIE TUN KÖNNEN

Ganz wichtig ist ausreichende Trainingsanpassung. Da es sich beim Läuferknie um eine Entzündung handelt, können Eisanwendungen und alle Methoden, die eine Entzündung hemmen, helfen, den Schmerz zu lindern. Wenn die eigenen Hausmittel nicht mehr weiterhelfen, sollte ein Orthopäde aufgesucht werden. Im Rahmen der orthopädischen Behandlung sollte nach einer genauen Untersuchung ein Therapiekonzept erstellt werden. Eine Entzündung braucht Zeit, bis sie wieder verschwunden ist. In der Regel dauert das zwei bis drei Wochen. Mit dem Training sollte man erst wieder beginnen, wenn man zwei Wochen komplett beschwerdefrei ist. Bis zum Wiedereinstieg sollte man sich mit unspezifischen, alternativen sportlichen Belastungen fit halten, damit der Übergang in die spezifische Belastung nicht allzu schwerfällt. Eine bewusste Belastungsdosierung ist notwendig, auch wenn es einen noch so sehr zurück auf die Strecke zieht.

Haben Sie die Beschwerden wieder im Griff, dann ändern Sie die Laufstrecke, und investieren Sie in gute Schuhe. Dehnen Sie ausgiebig, um eine erneute Reizung zu verhindern.

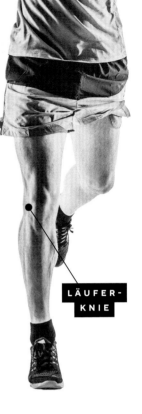

LÄUFER-
KNIE

WENN DER KNORPEL AM

KNIE ANGESCHLAGEN IST

Der Meniskus im Kniegelenk ist eine halbmondförmige Knorpelstruktur. Es gibt einen inneren und einen äußeren Meniskus, die sich in Größe und Beweglichkeit deutlich unterscheiden. Die Menisken im Knie haben sehr wichtige Aufgaben. Sie stabilisieren das Kniegelenk und wirken als Stoßdämpfer. Läufer verletzen sich in der Regel, wenn ein Meniskus bereits vorgeschädigt ist, da das Gewebe dann nicht mehr so flexibel ist und bei unbedachten Bewegungen gequetscht werden und einreißen kann. Allerdings kommen Meniskusverletzungen bei Läufern im Vergleich zu anderen Sportarten relativ selten vor. Bei akuten Verletzungen sind einschießende Schmerzen und Blockierungen typisch. In der Regel entwickelt sich innerhalb eines Tages ein Reizerguss.

»

DIE BELASTUNG IST IMMER NACH SCHWELLUNG UND SCHMERZ ZU DOSIEREN!

WAS SIE BEI MENISKUS-VERLETZUNGEN TUN KÖNNEN

Zunächst ist Schonung angesagt. Ihr Sportorthopäde wird die entsprechende Diagnostik und Therapie einleiten. Sofern der Meniskus tatsächlich eingerissen ist und möglicherweise sogar eine Einklemmung besteht, sollte eine Gelenkspiegelung mit Entfernung des zerstörten Meniskus durchgeführt werden. Sofern eine Teilentfernung durchgeführt wird, kann in Abhängigkeit von Schwellung und Schmerzen früh mit der funktionellen Therapie begonnen werden. Oft ist ein leichtes Lauftraining bereits nach sechs Wochen wieder möglich. Ein zusätzlich festgestellter Knorpelschaden kann die Heilung verlängern. Die Belastung ist immer nach Schwellung und Schmerz zu dosieren! Sobald Schwellung und Schmerz zunehmen, sollten Sie die Belastung reduzieren.

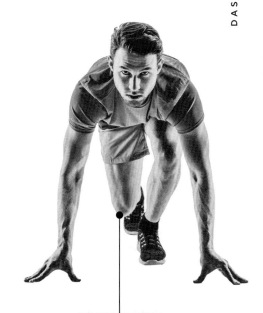

MENISKUS-VERLETZUNGEN

WENN'S UNTERHALB
DER KNIESCHIEBE SCHMERZT

Oft ist eine Überlastung schuld, wenn es am unteren Ende der Kniescheibe, an der Patellaspitze, schmerzt. Beim Patellaspitzen-Syndrom (Tendinitis patellae) handelt es sich meist um eine chronische, schmerzhafte, degenerative Überlastungserkrankung des Sehnen-Knochen-Übergangs an

der unteren Kniescheibenspitze. Wenn Sie während Belastung und Bewegung einen Schmerz spüren, der nach der Bewegung dumpf zurückbleibt, kann es sich um ein Patellaspitzen-Syndrom handeln. Das Knie kann unterhalb der Kniescheibe anschwellen, fühlt sich warm und entzündet

an, das Treppensteigen tut weh, sogar im Sitzen kann ein Schmerz bleiben.

—

WAS SIE BEI EINEM PATELLASPITZEN-SYNDROM TUN KÖNNEN

Sie sollten kühlen und sich schonen. Möglicherweise sind sanftere Sportarten möglich, solange die Schmerzen akut sind. Aquajogging ist eine geeignete Belastung, die zur Formerhaltung dienen kann. Achten Sie darauf, die Muskulatur ausgiebig zu dehnen und die Beine zu lockern. Die Behandlung der Entzündung ist leider ein langwieriger Prozess. Da das Knie und somit die Sehne bei jeder Bewegung gereizt wird, kann es Monate dauern, bis die Entzündung abgeklungen ist.

Im Zusammenhang mit Beschwerden im Bereich der Patellaspitze ist immer auch der untere Rücken mit einzubeziehen. Fehlstellungen der Wirbelsäule können eventuell auch chirotherapeutisch behoben werden.

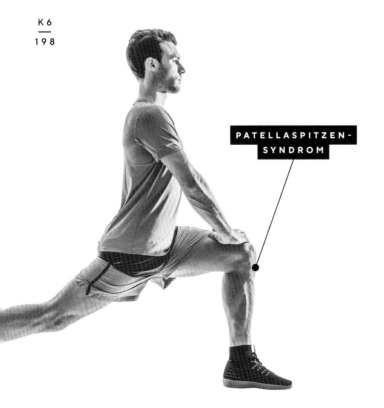

PATELLASPITZEN-SYNDROM

WENN DIE VORDERE SCHIEN-BEINKANTE WEHTUT

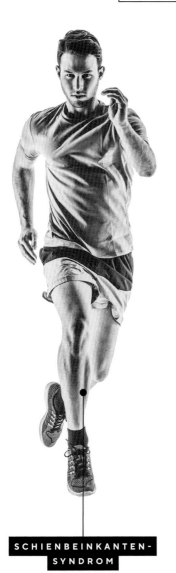

SCHIENBEINKANTEN-SYNDROM

Wenn die vordere Schienbeinkante schmerzt, spricht man oft vom Schienbeinkantensyndrom (oder eben Knochenhautentzündung). Diese entsteht vor allem durch Muskelverhärtungen als Folge großer Laufbelastungen auf ungewohntem oder zu hartem Boden. Manchmal ist auch schlechtes Schuhwerk schuld. Die Schmerzen im Schienbein machen sich meist zu Beginn des Trainings bemerkbar, nach einiger Zeit können sie verschwinden oder verstärken sich massiv, da die Durchblutung angekurbelt wird. Bei einem chronischen Geschehen können sogar Ruheschmerzen entstehen. Tun die Schienbeine erst einmal weh, hilft nur eine konsequente Entlastung. Als Therapie ist auch manuelle Lymphdrainage zu empfehlen.

—

WAS SIE BEI EINER KNOCHENHAUTENTZÜNDUNG TUN KÖNNEN

Massagen zur Förderung der Durchblutung können helfen. Vorbeugend sollten Sie eher auf gezieltes Krafttraining setzen, um die Muskulatur zu stärken. Auch Fehler beim Laufen können die Beschwerden hervorrufen – die meisten Läufer traben beispielsweise nur locker, wenn es bergab geht. Besser ist es aber, etwas schneller mit angespannter Muskulatur zu laufen, um die Schienbeine zu schonen. Es hilft auch, vermehrt im Wald anstatt auf hartem Asphalt zu laufen. Auch ein Wechsel der Laufschuhe kann helfen, ebenso können passende Einlagen Abhilfe schaffen.

WENN SIE

UMGEKNICKT SIND

Verletzungen an den Außenbändern des Fußes ge-hören zu den häufigsten Sportverletzungen über-haupt. Zum Glück kommt ein Bänderriss beim Joggen nicht so häufig vor, aber beim Umknicken nach außen kann es passieren, dass ein oder zwei Bänder des oberen Sprunggelenks reißen, danach schwillt der Knöchel schnell an. Wenn der Außen-knöchel rot wird und anschwillt, die Beweglich-keit stark eingeschränkt ist und ein Druck auf die Ferse heftige Schmerzen auslöst, könnte es sich um einen Riss der Bänder handeln. Keine Angst, es ist nicht zwangsläufig eine Operation notwen-dig. Sollte allerdings ein Teil des Knochens ver-letzt sein, muss operiert werden.

—

WAS SIE TUN
KÖNNEN, WENN SIE
UMGEKNICKT SIND

Das Bein sollte so schnell wie möglich ruhigge-stellt, der Fuß gekühlt und hochgelagert werden. Am besten den Knöchel komprimieren – auch wenn es weh tut. Der Arzt stellt das Gelenk meist mittels einer sogenannten funktionellen Schiene oder mit einem Tape-Verband ruhig. Dadurch wird der Fuß stabilisiert. Schon nach kurzer Zeit darf der Fuß wieder belastet werden. Nach drei bis sechs Wochen kann man wieder mit dem Training beginnen. Aber Vorsicht: Intensive Be-lastungen wie Tempotraining oder sehr lange Läufe sollten Sie noch vermeiden.

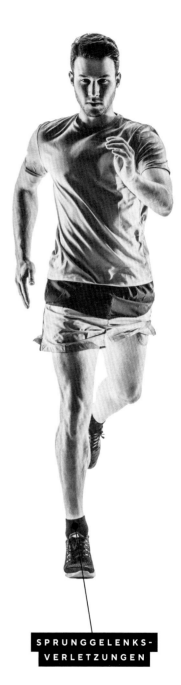

**SPRUNGGELENKS-
VERLETZUNGEN**

WENN DIE KNOCHEN DURCH ZU

HOHE BELASTUNG SCHADEN NEHMEN

Eine Stressfraktur – besser bekannt als Ermüdungsbruch – entsteht als Folge einer lang andauernden und wiederholten Belastung des Knochens. Häufig kommt diese Art von Frakturen bei Langstreckenläufern vor – betroffen sind sowohl Ober- und Unterschenkel als auch die Mittelfußknochen. Wenn das Laufen bei normaler Belastung schmerzt, kann das ein erstes Anzeichen für eine Stressfraktur sein. Bleibt ein Ermüdungsbruch länger unbehandelt, kommen auch Schmerzen im Ruhezustand dazu.

—
WAS SIE BEI VERDACHT AUF EINEN ERMÜDUNGSBRUCH TUN KÖNNEN

Hier hilft nur eins: zum Arzt gehen. Bei starken Schmerzen wird das Bein mit einer Gipsschiene für zwei bis sechs Wochen ruhiggestellt. Zur Entlastung können auch

Krücken zur Hilfe genommen werden. Bis das Bein völlig schmerzfrei und die Heilung des Knochens fortgeschritten ist, sollte unbedingt Ruhe eingehalten werden. Erst wenn der Knochen komplett geheilt ist, kann die Belastung langsam wieder gesteigert werden.

Nach durchschnittlich neun Wochen kann man etwa die Hälfte seines normalen Trainingsprogramms ansteuern. In den darauffolgenden zwei Wochen sollte versucht werden, durch eine moderate und kontinuierliche Steigerung den ursprünglichen Leistungsumfang zu erreichen.

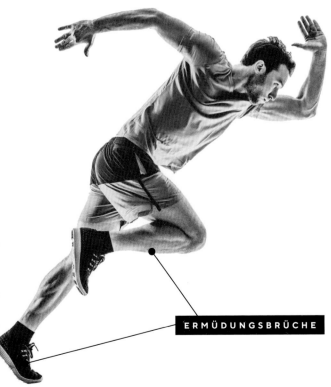

ERMÜDUNGSBRÜCHE

KAPITEL — 7

TRAININGS-PLÄNE

Als Spitzenläuferin hat Sabrina Mockenhaupt viele Jahre lang nach Trainingsplänen trainiert, die exakt auf sie zugeschnitten waren. Nach dem Ende ihrer Karriere lässt sie Hobbyläufer von ihrem Wissen profitieren. Auf den folgenden Seiten finden Sie einige von ihr empfohlene Trainingspläne für den Einstieg und die wichtigsten Wettkampfstrecken.

Sabrina Mockenhaupt

—

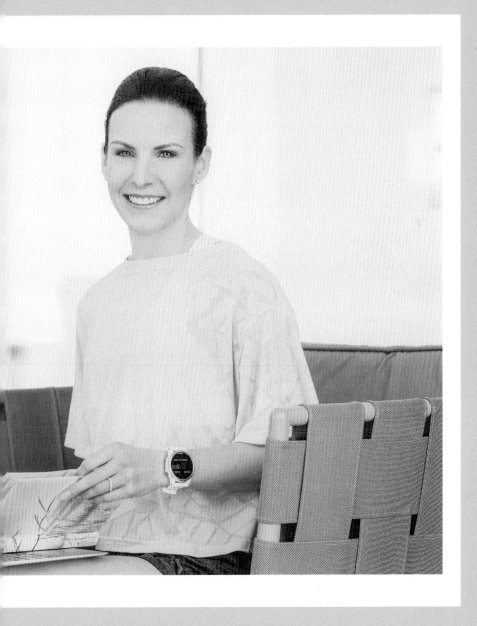

VOM EINSTEIGER BIS ZUM

MARATHONLÄUFER

Wer Ziele hat, sollte planvoll trainieren. Deshalb stellen wir Ihnen für die häufigsten Zeitziele auf den beliebtesten Strecken Trainingspläne zur Verfügung. Auch Einsteiger finden einen Leitfaden für ihren Weg zum Läufer. Die Pläne können aufeinander aufbauend verwendet werden, sodass aus einem Einsteiger über den ersten Zehn-Kilometer-Wettkampf innerhalb eines Jahres ein Halbmarathonläufer werden kann.

Beachten Sie aber, dass über den Erfolg des Trainings nicht nur der Plan entscheidet. Ihr Alter, Ihre sportlichen Vorerfahrungen, Ihr Talent für Ausdauerleistungen, Ihr Gewicht – all das spielt eine wichtige Rolle dafür, wie schnell Sie Ihre ganz persönlichen Laufziele erreichen werden.

Sie dürfen nicht vergessen, dass Training immer eine sehr individuelle Angelegenheit ist. Den einen, für alle gültigen und richtigen Plan für das Erreichen eines Zieles gibt es nicht. Deshalb sollten Sie unsere Pläne als Leitfaden verstehen. Sie können natürlich jeden Plan Ihrer persönlichen Lebenssituation anpassen und an jedem beliebigen Wochentag mit dem Training nach Plan beginnen. Achten Sie aber darauf, dass die Abstände zwischen den einzelnen Trainingseinheiten nicht verändert werden. Denn nur so geben Sie Ihrem Körper genügend Zeit zur Regeneration.

Die Laufgeschwindigkeit steuern Sie mit unseren Plänen meistens nach Herzfrequenz. Wie das funktioniert, ist im Kapitel „Training" ab Seite 34 beschrieben. Zeitvorgaben für kürzere Laufstrecken finden Sie in den Plänen, die darauf abzielen, Ihre Zehn-Kilometer-Bestzeit zu verbessern. Der Hintergrund: Beim Intervalltraining sind die Tempo-Abschnitte oft zu kurz, um Pulswerte zu erreichen, die einer sinnvollen Trainingssteuerung dienen können.

»
___

WIE DER TRAININGSPLAN ZUM LEITFADEN FÜR IHREN ERFOLG WIRD

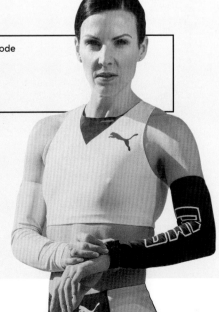

VOM EINSTEIGER BIS ZUM

MARATHONLÄUFER

LAUFTECHNIK UND KRAFTTRAINING

Die im Kapitel Training beschriebenen Übungen zur Verbesserung Ihrer Lauftechnik (ab Seite 68) sowie Ihrer Kraft und Beweglichkeit (ab Seite 174) haben wir in unseren Trainingsplänen nicht speziell aufgeführt. Diese Programme sollten zu Ihrer allwöchentlichen Trainingsroutine gehören. Nehmen Sie sich vor jedem Lauf zehn Minuten Zeit für die wichtigsten Übungen. Ergänzen Sie das zwei- bis dreimal pro Woche mit einer Viertelstunde Übungen, und feilen Sie ein- bis zweimal pro Woche nach einem kurzen Einlaufen vor dem Dauerlauf zehn Minuten lang an Ihrer Lauftechnik.

EINSTEIGER-TRAININGSPLÄNE

Unsere Trainingspläne für die allerersten Laufschritte sind bewusst einfach gehalten. Auf die Definition verschiedener Laufgeschwindigkeiten können Sie zunächst getrost verzichten. Am Anfang reichen zwei Geschwindigkeiten: Laufen und zügiges Gehen. Wir sagen Ihnen, wie Sie beides so mischen, dass Sie schnell Fortschritte machen, ohne sich zu überfordern. Wenn Sie auf einen Pulsmesser nicht verzichten wollen: Bei Einsteigern entspricht die Zahl der Pulsschläge beim zügigen Gehen meist dem ruhigen Laufen (DL1) bei erfahreneren Läufern. Beim Laufen erreichen Sie meist Herzfrequenzen wie beim DL2 (siehe im Kapitel Training ab Seite 48).

ZEHN-KILOMETER-TRAININGSPLÄNE

Je kürzer Ihre Wettkampfstrecke, desto wichtiger ist Intervalltraining. Trainingsprogramme wie fünfmal ein Kilometer mit vier Minuten Pause sind essenziell, um das Lauftempo zu erhöhen, das Sie auf Strecken bis zehn Kilometer durchhalten. Durch diese intensiven Läufe lernen Sie, bei gleicher Anstrengung schneller zu laufen. Der Sportwissenschaftler spricht da-

»

UNSERE TRAININGS-PLÄNE FÜR DIE ALLERERSTEN LAUFSCHRITTE BEINHALTEN DEN RICHTIGEN MIX AUS GEHEN UND LAUFEN

EINEN MARATHON SOLLTEN SIE SICH ERST DANN VORNEHMEN, WENN SIE ZUVOR MINDESTENS 18 MONATE LANG REGELMÄSSIG GELAUFEN SIND

von, dass Sie Ihre anaerobe Schwelle verbessern. Das heißt, bei gleichem Tempo produziert Ihr Körper weniger Laktat. Durch regelmäßiges Training im Bereich der anaeroben Schwelle wird es Ihnen gelingen, länger im Grenzbereich zu laufen.

Denken Sie aber daran, dass intensives Training nur auf der Basis einer schon gut entwickelten Grundlagenausdauer sinnvoll ist. Ohne die kann Ihr Körper die damit verbundenen Belastungen nicht verarbeiten. Deshalb bieten wir Ihnen sechs Wochen-Pläne mit intensiven Einheiten an, nach denen Sie auf der Basis eines vorangegangenen Trainings der Grundlagenausdauer trainieren können.

—

MARATHON- UND HALBMARATHON-TRAININGSPLÄNE

Einen Marathon sollten Sie nur dann ins Auge fassen, wenn Sie zuvor mindestens 18 Monate lang regelmäßig gelaufen sind. Sie haben schon Erfahrung auf der Halbmarathon-Strecke? Umso besser. Falls nicht, warum bereiten Sie sich nicht zunächst ein halbes Jahr lang gezielt auf die halbe Distanz vor und beginnen erst nach den erfolgreich absolvierten 21,1 Kilometern mit dem Marathon-Training? Unsere Pläne für den Halbmarathon umfassen 25 Wochen, das Marathon-Training läuft noch einmal drei Wochen länger. Zentrales Trainingsmittel beim Marathon-Training ist der sogenannte Long Jog, ein langer, ruhiger Dauerlauf. Die zurückgelegten Distanzen bewegen sich zwischen 20 und 35 Kilometern. Der Long Jog spielt aber auch in der Vorbereitung auf einen Halbmarathon eine wichtige Rolle. Dann sind die die Distanzen natürlich kürzer: 18 bis knapp über 20 Kilometer reichen.

Innerhalb einer gut verlaufenden Trainingsphase können Sie den Long Jog auch als Dauerlauf absolvieren, bei dem Sie vom Start bis zum Ende immer schneller werden. Das nennt man dann Crescendo-Lauf, in Anlehnung an ein Musikstück, dessen Tempo immer höher wird.

VON SABRINA MOCKENHAUPT EMPFOHLEN

DAS WOLLEN SIE ←————————————————| **EINSTEIGER**

→ IN VIER WOCHEN **50 MINUTEN MIT GEHEN UND LAUFEN**
IM WECHSEL SCHAFFEN.

√ SIE HABEN SEIT JAHREN KEINEN SPORT GETRIEBEN. EIN PAAR KILO WENIGER
STÜNDEN IHNEN AUCH GANZ GUT. IHR ARZT HAT IHNEN GRÜNES LICHT GEGEBEN.

1	Mo	10 min Gehen + 10 min Gehen und Laufen im Wechsel + 10 min Gehen
	Mi	10 min Gehen + 10 min Gehen und Laufen im Wechsel + 10 min Gehen
	Sa	10 min Gehen + 10 min Gehen und Laufen im Wechsel + 10 min Gehen
2	Mo	8 min Gehen + 15 min Gehen und Laufen im Wechsel + 8 min Gehen
	Mi	8 min Gehen + 15 min Gehen und Laufen im Wechsel + 8 min Gehen
	Sa	8 min Gehen + 15 min Gehen und Laufen im Wechsel + 8 min Gehen
3	Mo	5 min Gehen + 20 min Gehen und Laufen im Wechsel + 5 min Gehen
	Mi	5 min Gehen + 5 min Laufen + 3 min Gehen + 5 min Laufen + 3 min Gehen + 5 min Laufen + 5 min Gehen
	Sa	5 min Gehen + 20 min Gehen und Laufen im Wechsel + 5 min
4	Mo	5 min Gehen + 8 min Laufen + 2 min Gehen + 8 min Laufen + 2 min Gehen + 8 min Laufen + 5 min Gehen
	Mi	5 min Gehen + 25 min Laufen + 5 min Gehen
	Sa	5 min Gehen + 12 min Laufen + 5 min Gehen + 12 min Laufen + 5 min Gehen

LEGENDE

sec =	Sekunden
min =	Minuten
h =	Stunden
HFmax =	individuelle maximale Herzfrequenz > mehr Infos: Seite 41
DL1 =	ruhiges Laufen (HF 70 bis 80 Prozent HFmax) > mehr Infos: Seite 49
DL2 =	zügiges Laufen (HF 80 bis 85 Prozent HFmax) > mehr Infos: Seite 49
DL3 =	zügiges Laufen (HF 85 bis 95 Prozent HFmax) > mehr Infos: Seite 50
Steigerungslauf =	Lauf, bei dem das Tempo kontinuierlich vom Joggen bis zum Sprinten erhöht wird > mehr Infos: Seite 71
alternatives Training =	alternatives Training = Ausdauertraining mit Sportarten, bei denen Sie nicht laufen > mehr Infos: ab Seite 62

→ N VIER WOCHEN **30 MINUTEN LAUFEND SCHAFFEN,** OHNE GEHPAUSEN EINLEGEN ZU MÜSSEN.

√ SIE HABEN SICH SCHON IMMER VIEL UND GERN BEWEGT. ABER MEHR ALS HIN UND WIEDER EIN SPAZIERGANG WAR ZULETZT NICHT DRIN. DENNOCH KÖNNEN SIE ZEHN MINUTEN AM STÜCK LAUFEN.

1	Mo	30 min Gehen und Laufen im Wechsel (Anteil Laufen = 20 min)
	Mi	10 min Laufen + 2 min Gehen + 8 min Laufen + 2 min Gehen + 6 min Laufen + 2 min Gehen + 4 min Laufen
	Sa	35 min Gehen und Laufen im Wechsel (Anteil Laufen = 25 min)
2	Mo	12 min Laufen + 5 min Gehen + 10 min Laufen + 5 min Gehen + 8 min Laufen
	Mi	35 min Gehen und Laufen im Wechsel (Anteil Laufen = 25 min)
	Sa	15 min Laufen + 5 min Gehen + 15 min Laufen + 5 min Gehen
3	Mo	40 min Gehen und Laufen im Wechsel (Anteil Laufen = 30 min)
	Mi	18 min Laufen + 5 min Gehen + 12 min Laufen + 5 min Gehen
	Sa	40 min Gehen und Laufen im Wechsel (Anteil Laufen = 30 min)
4	Mo	20 min Laufen + 3 min Gehen + 10 min Laufen + 3 min Gehen
	Mi	40 min Gehen und Laufen im Wechsel (Anteil Laufen = 35 min)
	Sa	30 min Laufen

→ NACH VIER WOCHEN TRAINING **40 MINUTEN OHNE PAUSE LAUFEN.**

√ SIE WAREN FRÜHER RICHTIG SPORTLICH. BALLSPORTARTEN WAREN IHR DING, UND GELAUFEN SIND SIE AUCH REGELMÄSSIG. DANN KAMEN JOB UND FAMILIE, ES BLIEB KEINE ZEIT FÜR SPORT. TROTZDEM SIND SIE RECHT FIT SIND UND SCHAFFEN ES, 20 MINUTEN OHNE GEHPAUSE ZU LAUFEN.

1	Mo	30 min Gehen und Laufen im Wechsel (Anteil Laufen = 20 min)
	Mi	15 min Laufen + 10 min Gehen + 15 min Laufen
	Sa	35 min Gehen und Laufen im Wechsel (Anteil Laufen = 25 min)
2	Mo	20 min Laufen + 10 min Gehen und Laufen im Wechsel + 10 min Laufen
	Mi	30 min Laufen
	Sa	40 min Gehen und Laufen im Wechsel (Anteil Laufen = 30 min)
3	Mo	30 min Laufen
	Mi	25 min Laufen + 15 min Gehen und Laufen im Wechsel + 10 min Laufen
	Sa	35 min Laufen
4	Mo	30 min Laufen + 10 min Gehen und Laufen im Wechsel
	Mi	30 min Laufen + 5 min Gehen + 15 min Laufen
	Sa	40 min Laufen

→ **IN ZWÖLF WOCHEN *DEN ERSTEN WETT-KAMPF ÜBER 10 KILOMETER* BESTREITEN**

√ DAS SOLLTEN SIE SCHON KÖNNEN: 30 MINUTEN OHNE PAUSE LAUFEN.

→ **IN SECHS WOCHEN *10 KILOMETER* UNTER *60 MINUTEN* LAUFEN.**

√ DAS SOLLTEN SIE SCHON KÖNNEN: 10 KILOMETER SCHNELLER ALS 65 MINUTEN LAUFEN.

WOCHEN

1	Mo	3 x 2 km DL1 (Pause: 5 min Gehen)
	Mi	40 min alternatives Training
	Fr	5 km DL1
2	Mo	3 x 2 km DL1 (Pause: 4 min Gehen)
	Mi	40 min alternatives Training
	Fr	5 km DL1
3	Mo	2 x 3 km DL1 (Pause: 5 min Gehen)
	Mi	40 min alternatives Training
	Fr	5 km DL1
4	Mo	2 x 3 km DL2 (Pause: 5 min Gehen)
	Mi	40 min alternatives Training
	Fr	6 km DL1
5	Mo	2 x 3 km DL2 (Pause: 4 min Gehen)
	Mi	40 min alternatives Training
	Fr	6 km DL1
6	Mo	6 km DL1
	Mi	40 min alternatives Training
	Fr	6 km DL1
7	Mo	2 x 4 km DL2 (Pause: 4 min Gehen; 4 min DL1)
	Mi	40 min alternatives Training
	Fr	6 km DL1
8	Mo	4 km DL2 + 5 min DL1 + 4 km DL2
	Mi	5 km DL1
	Fr	6 km DL1
9	Mo	6 km DL2
	Mi	45 min alternatives Training
	Fr	7 km DL1
10	Mo	6 km DL2
	Mi	6 km DL1
	Fr	7 km DL1
11	Mo	1 km DL1 + 6 km DL2 + 1 km DL1
	Mi	45 min alternatives Training
	Fr	8 km DL1
12	Mo	45 min alternatives Training
	Mi	6 km DL1
	So	Wettkampf 10 km

1	Mo	2 km DL1 + 5 x 600 m in je 3:20 bis 3:30 min (Pause: 3 min Gehen) + 2 km DL1
	Do	2 km DL1 + 5 km DL3 + 2 km DL1
	Sa	10 km DL1
2	Mo	2 km DL1 + 5 x 800 m in je 4:25 bis 4:35 min (Pause: 3 min Gehen) + 2 km DL1
	Do	2 km DL1 + 6 km DL2 + 2 km DL1
	Sa	12 km DL1
3	Mo	2 km DL1 + 5 x 1 km in je 5:45 bis 5:55 min (Pause: 4 min Gehen) + 2 km DL1
	Do	2 km DL1 + 6 km DL2 + 2 km DL1
	Sa	14 km DL1
4	Mo	2 km DL1 + 5 x 1 km in je 5:35 bis 5:45 min (Pause: 4 min Gehen) + 2 km DL1
	Do	2 km DL1 + 6 km DL3 + 2 km DL1
	Sa	14 km DL1
5	Mo	2 km DL1 + 3 x 2 km in je 11:45 bis 11:55 min (Pause: 5 min Gehen) + 2 km DL1
	Do	2 km DL1 + 4 km DL3 + 2 km DL1
	Sa	12 km DL1
6	Mo	2 km DL1 + 3 x 1 km in je 5:45 bis 5:55 min (Pause: 4 min Gehen) + 2 km DL1
	Do	6 km DL1
	So	Wettkampf: 10 km

ABSTÄNDE WAHREN

Sie müssen nicht unbedingt an den Wochentagen trainieren, die in den einzelnen Plänen vorgegeben sind. Achten Sie aber darauf, dass die Abstände zwischen den einzelnen Trainingseinheiten nicht verändert werden. Denn nur so geben Sie Ihrem Körper genügend Zeit zur Regeneration.

→ IN SECHS WOCHEN *10 KILOMETER*
UNTER *50 MINUTEN* LAUFEN.

√ DAS SOLLTEN SIE SCHON KÖNNEN: 10 KILO-
METER SCHNELLER ALS 55 MINUTEN LAUFEN.

1	Mo	3 km DL1 + 5 x 600 m in je 2:45 bis 2:55 min (Pause: 3 min Gehen) + 3 km DL1
	Do	3 km DL1 + 5 km DL2 + 3 km DL1
	Sa	10 km DL1
2	Mo	3 km DL1 + 5 x 800 m in je 3:35 bis 3:45 min (Pause: 4 min Gehen) + 3 km DL1
	Mi	12 km DL1
	Do	3 km DL1 + 6 km DL2 + 3 km DL1
	Sa	12 km DL1
3	Mo	3 km DL1 + 5 x 1000 m in je 4:45 bis 4:55 min (Pause: 4 min Gehen) + 3 km DL1
	Mi	12 km DL1
	Do	3 km DL1 + 6 km DL3 + 3 km DL1
	Sa	14 km DL1
4	Mo	3 km DL1 + 5 x 1000 m in je 4:40 bis 4:50 min (Pause: 4 min Gehen) + 3 km DL1
	Mi	12 km DL1
	Do	3 km DL1 + 6 km DL2 + 3 km DL1
	Sa	14 km DL1
5	Mo	3 km DL1 + 3 x 2000 m in 9:40 bis 9:50 min (Pause: 5 min Gehen) + 3 km DL1
	Mi	12 km DL1
	Do	3 km DL1 + 4 km DL3 + 3 km DL1
	Sa	12 km DL1
6	Mo	3 km DL1 + 3 x 1000 m in je 4:50 min (Pause: 4 min Gehen) + 3 km DL1
	Mi	8 km DL1
	Fr	5 km DL1
	So	Wettkampf: 10 km

→ IN SECHS WOCHEN *10 KILOMETER*
UNTER *40 MINUTEN* LAUFEN.

√ DAS SOLLTEN SIE SCHON KÖNNEN: 10 KILO-
METER SCHNELLER ALS 45 MINUTEN LAUFEN.

1	Mo	3 km DL1 + 5 x 600 m in je 2:10 bis 2:15 min (Pause: 3 min Gehen) + 3 km DL1
	Di	60 min alternatives Training
	Mi	10 km DL1 + 5 x 100 m Steigerungslauf (Pause: 100 m DL1)
	Fr	3 km DL1 + 5 km DL3 + 3 km DL1
	Sa	16 km DL1
2	Mo	3 km DL1 + 5 x 800 m in je 2:55 bis 3:05 min (Pause: 3 min Gehen) + 3 km DL1
	Di	60 min alternatives Training
	Mi	11 km DL1 + 5 x 100 m Steigerungslauf (Pause: 100 m DL1)
	Fr	3 km DL1 + 6 km DL3 + 3 km DL1
	Sa	18 km DL1
3	Mo	3 km DL1 + 5 x 1000 m in je 3:45 bis 3:55 min (Pause: 4 min Gehen) + 3 km DL1
	Di	60 min alternatives Training
	Mi	11 km DL1 + 5 x 100 m Steigerungslauf (Pause: 100 m DL1)
	Fr	3 km DL1 + 6 km DL3 + 3 km DL1
	Sa	20 km DL1
4	Mo	3 km DL1 + 5 x 1000 m in je 3:45 bis 3:55 min (Pause: 4 min Gehen) + 3 km DL1
	Di	60 min alternatives Training
	Mi	11 km DL1 + 5 x 100 m Steigerungslauf (Pause: 100 m DL1)
	Fr	3 km DL1 + 6 km DL3 + 3 km DL1
	Sa	20 km DL1
5	Mo	3 km DL1 + 3 x 2000 m in je 7:35 bis 7:45 min (Pause: 4 min Gehen) + 3 km DL1
	Di	60 min alternatives Training
	Mi	11 km DL1 + 5 x 100 m Steigerungslauf (Pause: 100 m DL1)
	Fr	3 km DL1 + 4 km DL3 + 3 km DL1
	Sa	18 km DL1
6	Mo	3 km DL1 + 3 x 1000 m in je 3:45 bis 3:55 min (Pause: 4 min Gehen) + 3 km DL1
	Di	60 min alternatives Training
	Mi	10 km DL1 + 5 x 100 m Steigerungslauf (Pause: 100 m DL1)
	Fr	8 km DL1
	So	Wettkampf: 10 km

DAS WOLLEN SIE ◄——————————————

→ IN 25 WOCHEN DEN **_ERSTEN HALBMARATHON_** BESTREITEN.

√ DAS SOLLTEN SIE SCHON KÖNNEN: 60 MINUTEN OHNE PAUSE LAUFEN.

WOCHEN

Woche	Tag	Programm
1	Mo	1 km DL1 + 3 km DL2 + 1 km DL1
1	Do	6 km DL1
2	Mo	2 km DL1 + 4 km DL2 + 1 km DL1
2	Do	7 km DL1
3	Mo	2 km DL1 + 4 km DL2 + 1 km DL1
3	Do	9 km DL1
4	Mo	1 km DL1 + 3 km DL2 + 1 km DL1
4	Do	6 km DL1
5	Mo	6 km DL1
5	Do	9 km DL1
6	Mo	7 km DL1
6	Do	11 km DL1
7	Mo	9 km DL1
7	Do	13 km DL1
8	Mo	6 km DL1
8	Do	9 km DL1
8	So	4 km DL1
9	Di	2 km DL1 + 3 x 1 km DL2 (Pause: 1 km DL1) + 2 km DL1
9	Do	13 km DL1
9	So	4 km DL1
10	Di	2 km DL1 + 4 x 1 km DL2 (Pause: 1 km DL1) + 2 km DL1
10	Do	14 km DL1
10	So	4 km DL1
11	Di	2 km DL1 + 4 x 1 km DL2 (Pause: 1 km DL1) + 2 km DL1
11	Sa	16 km DL1
12	Mo	7 km DL1
12	Do	10 km DL1
12	So	4 km DL1
13	Di	2 km DL1 + 5 x 1 km DL2 (Pause: 1 km DL1) + 2 km DL1
13	Do	16 km DL1
13	So	6 km DL1
14	Di	2 km DL1 + 3 x 1 km DL2 (Pause: 1 km DL1) + 2 km DL2 + 2 km DL1
14	Do	17 km DL1
14	So	4 km DL1
15	Di	2 km DL1 + 2 km DL2 + 2 km DL1
15	Sa	Wettkampf: 10 km

Woche	Tag	Programm
16	Mo	7 km DL1
16	Do	13 km DL1
16	So	6 km DL1
17	Di	2 km DL1 + 2 km DL2 + 2 km DL3 + 2 km DL1
17	Do	17 km DL1
17	So	7 km DL1
18	Di	3 km DL1 + 3 km DL2 + 3 km DL3 + 3 km DL1
18	Do	19 km DL1
18	So	7 km DL1
19	Di	3 km DL1 + 3 km DL2 + 3 km DL3 + 3 km DL1
19	Do	20 km DL1
20	Mo	9 km DL1
20	Do	13 km DL1
20	So	6 km DL1
21	Di	1 km DL1 + 2 x 3 km DL3 (Pause: 1 km DL1) + 1 km DL1
21	Do	20 km DL1
21	So	6 km DL1
22	Di	1 km DL1 + 2 x 4 km DL3 (Pause: 1 km DL1) + 1 km DL1
22	Do	20 km DL1
22	So	6 km DL1
23	Di	1 km DL1 + 2 x 4 km DL3 (Pause: 1 km DL1) + 1 km DL1
23	Do	20 km DL1
23	So	6 km DL1
24	Di	1 km DL1 + 4 km DL3 + 1 km DL1
24	Sa	13 km DL1
25	Di	1 km DL1 + 4 km DL3 + 1 km DL1
25	So	Wettkampf: Halbmarathon

→ **IN 25 WOCHEN *DEN HALBMARATHON UNTER 2:00 STUNDEN LAUFEN*.**

✓ DAS SOLLTEN SIE SCHON KÖNNEN: 10 KILOMETER IN WENIGER ALS 60 MINUTEN LAUFEN.

Woche	Tag	Training
1	Mo	5 km DL1
	Do	2 km DL1 + 2 km DL2 + 2 km DL1
	Sa	8 km km DL1
2	Mo	8 km DL1
	Do	2 km DL1 + 3 km DL2 + 2 km DL1
	Sa	10 km DL1
3	Mo	8 km DL1
	Do	2 km DL1 + 4 km DL2 + 2 km DL1
	Sa	11 km DL1
4	Di	5 km DL1
	Sa	8 km DL1
5	Mo	8 km DL1
	Do	2 km DL1 + 3 x 1 km DL3 (Pause: 1 km DL1) + 2 km DL1
	Sa	11 km DL1
6	Mo	8 km DL1
	Do	2 km DL1 + 4 x 1 km DL3 (Pause: 1 km DL1) + 2 km DL1
	Sa	13 km DL1
7	Mo	10 km DL1
	Do	2 km DL1 + 4 x 1 km DL3 (Pause: 1 km DL1) + 2 km DL1
	Sa	15 km DL1
8	Di	10 km DL1
	Sa	11 km DL1
9	Mo	10 km DL1
	Do	2 km DL1 + 5 x 1 km DL3 (Pause: 1 km DL1) + 2 km DL1
	Sa	15 km DL1
10	Mo	10 km DL1
	Do	2 km DL1 + 5 x 1 km DL3 (Pause: 1 km DL1) + 2 km DL1
	Sa	16 km DL1
11	Mo	8 km DL1
	Mi	2 km DL1 + 5 km DL2 + 2 km DL1
	Sa	Wettkampf: 10 km
12	Di	50 min alternatives Training
	Do	6 km DL1
	Sa	11 km DL1
13	Mo	10 km DL1
	Do	2 km DL1 + 6 km DL2 + 2 km DL1
	Sa	16 km DL1
14	Mo	10 km DL1
	Do	2 km DL1 + 6 km DL2 + 2 km DL1
	Sa	18 km DL1
15	Mo	12 km DL1
	Do	2 km DL1 + 8 km DL2 + 2 km DL1
	Sa	19 km DL1
16	Mo	12 km DL1
	Do	6 km DL1
	Sa	15 km DL1
17	Mo	12 km DL1
	Do	2 km DL1 + 8 km DL2 + 2 km DL1
	Sa	19 km DL1
18	Mo	70 min alternatives Training
	Do	2 km DL1 + 10 km DL2 + 2 km DL1
	Sa	20 km DL1
19	Mo	80 min alternatives Training
	Do	2 km DL1 + 10 km DL2 + 2 km DL1
	Sa	22 km DL1
20	Mo	10 km DL1
	Do	2 km DL1 + 8 km DL2 + 2 km DL1
	Sa	15 km DL1
21	Mo	12 km DL1
	Do	2 km DL1 + 3 x 2 km DL3 (Pause: 1 km DL1) + 2 km DL1
	Sa	22 km DL1
22	Mo	70 min alternatives Training
	Do	2 km DL1 + 3 x 3 km DL3 (Pause: 1 km DL1) + 2 km DL1
	Sa	24 km DL1
23	Mo	12 km DL1
	Do	2 km DL1 + 10 km DL2 + 2 km DL1
	Sa	24 km DL1
24	Mo	10 km DL1
	Do	2 km DL1 + 6 km DL2 + 2 km DL1
	Sa	15 km DL1
25	Mi	1 km DL1 + 2 km DL2 + 2 km DL3 + 1 km DL1
	So	Wettkampf: Halbmarathon

→ IN 25 WOCHEN **DEN HALBMARATHON UNTER 1:40 STUNDEN LAUFEN**.

√ DAS SOLLTEN SIE SCHON KÖNNEN: 10 KILOMETER IN WENIGER ALS 50 MINUTEN LAUFEN

WOCHEN

Woche	Tag	Training	Woche	Tag	Training
1	Mo	3 km DL1 + 8 x 200 m in je 40 bis 45 sec (Pause: 200 m DL1) + 3 km DL1	7	Mo	3 km DL1 + 12 x 400 m in je 1:22 bis 1:30 min (Pause: 400 m DL1) + 3 km DL1
	Mi	12 km DL1		Mi	12 km DL1
	Fr	10 km DL1 + 10 x 100 m Steigerungslauf (Pause: 100 m DL1)		Do	2 km DL1 + 5 x 2 km DL3 (Pause: 1 km DL1) + 2 km DL1
	Sa	15 km DL1		Sa	19 km DL1
2	Mo	3 km DL1 + 10 x 200 m in je 40 bis 45 sec (Pause: 200 m DL1) + 3 km DL1	8	Mo	3 km DL1 + 5 x 400 m in je 1:22 bis 1:30 min (Pause: 400 m DL1) + 3 km DL1
	Mi	12 km DL1		Mi	12 km DL1
	Fr	10 km DL1 + 10 x 100 m Steigerungslauf (Pause: 100 m DL1)		Fr	10 km DL1
	Sa	17 km DL1		Sa	15 km DL1
3	Mo	3 km DL1 + 12 x 200 m in je 40 bis 45 sec (Pause: 200 m DL1) + 3 km DL1	9	Mo	3 km DL1 + 4 x 600 m in je 2:20 bis 2:30 min (Pause: 400 m DL1) + 3 km DL1
	Mi	12 km DL1		Mi	12 km DL1
	Fr	10 km DL1 + 10 x 100 m Steigerungslauf (Pause: 100 m DL1)		Fr	2 km DL1 + 5 km DL2 + 2 km DL1
	Sa	19 km DL1		Sa	19 km DL1
4	Mo	3 km DL1 + 6 x 200 m in je 40 bis 45 sec (Pause: 200 m DL1) + 3 km DL1	10	Mo	3 km DL1 + 5 x 600 m in je 2:20 bis 2:30 min (Pause: 400 m DL1) + 3 km DL1
	Mi	12 km DL1		Mi	15 km DL1
	Fr	10 km DL1		Fr	2 km DL1 + 6 km DL2 + 2 km DL1
	Sa	15 km DL1		Sa	19 km DL1
5	Mo	3 km DL1 + 8 x 400 m in je 1:22 bis 1:30 min (Pause: 400 m DL1) + 3 km DL1	11	Mo	3 km DL1 + 4 x 600 m in je 2:20 bis 2:30 min (Pause: 400 m DL1) + 3 km DL1
	Mi	12 km DL1		Mi	2 km DL1 + 3 km DL2 + 2 km DL1
	Fr	2 km DL1 + 4 x 2 km DL3 (Pause: 1 km DL1) + 2 km DL1		Sa	Wettkampf: 10 km
	Sa	17 km DL1	12	Mo	10 km DL1
6	Mo	3 km DL1 + 10 x 400 m in je 1:22 bis 1:30 min (Pause: 400 m DL1) + 3 km DL1		Mi	12 km DL1
	Mi	12 km DL1		Fr	10 km DL1 + 10 x 100 m Steigerungslauf (Pause: 100 m DL1)
	Do	2 km DL1 + 4 x 2 km DL3 (Pause: 1 km DL1) + 2 km DL1		Sa	17 km DL1
	Sa	19 km DL1			

Woche	Tag	Training
13	Mo	3 km DL1 + 4 x 1 km DL3 (Pause: 400 m DL1) + 3 km DL1
	Mi	12 km DL1
	Fr	2 km DL1 + 2 x 5 km DL2 (Pause: 2 km DL1) + 2 km DL1
	Sa	19 km DL1
14	Mo	3 km DL1 + 5 x 1 km DL3 (Pause: 400 m DL1) + 3 km DL1
	Mi	12 km DL1
	Fr	2 km DL1 + 2 x 6 km DL2 (Pause: 2 km DL1) + 2 km DL1
	Sa	21 km DL1
15	Mo	3 km DL1 + 6 x 1 km DL3 (Pause: 400 m DL1) + 3 km DL1
	Mi	12 km DL1
	Fr	2 km DL1 + 7 km DL2 + 2 km DL1 + 7 km DL2 + 2 km DL1
	Sa	23 km DL1
16	Mo	3 km DL1 + 3 x 1 km DL3 (Pause: 400 m DL1) + 3 km DL1
	Mi	12 km DL1
	Fr	9 km DL1
	Sa	17 km DL1
17	Mo	3 km DL1 + 1 km - 2 km -3 km DL3 (Pause: je 400 m DL1) + 3 km DL1
	Mi	15 km DL1
	Fr	2 km DL1 + 7 km DL2 + 2 km DL1 + 7 km DL2 + 2 km DL1
	Sa	19 km DL1
18	Mo	3 km DL1 + 1 km - 2 km - 3 km DL3 (Pause: je 400 m DL1) + 3 km DL1
	Mi	15 km DL1
	Fr	2 km DL1 + 8 km DL2 + 2 km DL1
	Sa	21 km DL1
19	Mo	3 km DL1 + 2 km - 3 km - 4 km DL3 (Pause: je 400 m DL1) + 3 km DL1
	Mi	15 km DL1
	Fr	2 km DL1 + 9 km DL2 + 2 km DL1
	Sa	23 km DL1
20	Mo	3 km DL1 + 2 km - 3 km - 4 km DL3 (Pause: je 400 m DL1) + 3 km DL1
	Mi	9 km DL1
	Fr	10 km DL1 + 10 x 100 m Steigerungslauf (Pause: 100 m DL1)
	Sa	19 km DL1
21	Mo	3 km DL1 + 3 x 2 km DL3 (Pause: je 1 km DL1) + 3 km DL1
	Mi	15 km DL1
	Fr	3 km DL1 + 3 km DL2 + 3 km DL3 + 4 km DL1
	Sa	21 km DL1
22	Mo	3 km DL1 + 3 x 2 km DL3 (Pause: 1 km DL1) + 3 km DL1
	Mi	15 km DL1
	Fr	4 km DL1 + 4 km DL2 + 4 km DL3 + 4 km DL1
	Sa	23 km DL1
23	Mo	3 km DL1 + 3 x 3 km DL3 (Pause: 1 km DL1) + 3 km DL1
	Mi	15 km DL1
	Fr	4 km DL1 + 5 km DL2 + 5 km DL3 + 4 km DL1
	Sa	25 km DL1
24	Mo	2 km DL1 + 1 km - 2 km - 3 km - 2 km - 1 km DL3 (Pause: je 400 m DL1) + 2 km DL1
	Mi	12 km DL1
	Fr	10 km DL1 + 10 x 100 m Steigerungslauf (Pause: 100 m DL1)
	Sa	15 km DL1
25	Mo	2 km DL1 + 4 x 2 km DL3 (Pause: 1 km DL1) + 2 km DL1
	Mi	10 km DL1 + 5 x 100 m Steigerungslauf (Pause: 100 m DL1)
	Fr	8 km DL1
	So	Wettkampf: Halbmarathon

→ IN 28 WOCHEN **DEN ERSTEN MARATHON LAUFEN.**

✓ DAS SOLLTEN SIE SCHON KÖNNEN: SIE LAUFEN SEIT MINDESTENS 18 MONATEN REGELMÄSSIG UND KÖNNEN 60 MINUTEN OHNE PAUSE LAUFEN.

WOCHEN

Woche			Woche		
1	Mo	5 km DL1	**8**	Di	5 km DL1
	Mi	6 km DL1		Do	30 min alternatives Training
	Fr	30 min alternatives Training		Sa	6 km DL1
	So	8 km DL1	**9**	Mo	8 km DL1
2	Mo	5 km DL1		Mi	2 km DL1 + 3 x 500 m DL2 (Pause: 500 m DL1) + 2 km DL1
	Mi	6 km DL1		Fr	45 min alternatives Training
	Fr	30 min alternatives Training		So	12 km DL1
	So	8 km DL1	**10**	Mo	8 km DL1
3	Mo	7 km DL1		Mi	2 km DL1 + 4 x 500 m DL2 (Pause: 500 m DL1) + 2 km DL1
	Mi	6 km DL1		Fr	45 min alternatives Training
	Fr	30 min alternatives Training		So	13 km DL1
	So	9 km DL1	**11**	Mo	8 km DL1
4	Di	5 km DL1		Mi	2 km DL1 + 4 x 500 m DL2 (Pause: 500 m DL1) + 2 km DL1
	Do	30 min alternatives Training		Fr	45 min alternatives Training
	Sa	6 km DL1		So	15 km DL1
5	Mo	6 km DL1	**12**	Di	5 km DL1
	Mi	6 km DL1		Do	30 min alternatives Training
	Fr	30 min alternatives Training		Sa	8 km DL1
	So	10 km DL1	**13**	Di	6 km DL2
6	Mo	6 km DL1		Do	10 km DL1
	Mi	6 km DL1		Fr	2 km DL1 + 3 x 1 km DL3 (Pause: 1 km DL1) + 2 km DL1
	Fr	30 min alternatives Training		So	16 km DL1
	So	10 km DL1	**14**	Di	6 km DL2
7	Mo	6 km DL1		Do	10 km DL1
	Mi	2 km DL1 + 3 x 500 m DL2 (Pause: 500 m DL1) + 2 km DL1		Fr	2 km DL1 + 3 x 1 km DL3 (Pause: 1 km DL1) + 2 km DL1
	Fr	45 min alternatives Training		So	18 km DL1
	So	11 km DL1	**15**	Di	8 km DL2
				Do	10 km DL1
				Fr	2 km DL1 + 3 x 2 km DL3 (Pause: 1 km DL1) + 2 km DL1
				So	18 km DL1

16	**Di**	10 km DL1
	Do	6 km DL1
	So	12 km DL1
17	**Di**	8 km DL2
	Do	10 km DL1
	Fr	2 km DL1 + 3 x 2 km DL3 (Pause: 1 km DL1) + 2 km DL1
	So	20 km DL1
18	**Di**	8 km DL2
	Do	10 km DL1
	Fr	2 km DL1 + 3 x 3 km DL3 (Pause: 1 km DL1) + 2 km DL1
	So	22 km DL1
19	**Di**	10 km DL2
	Do	10 km DL1
	Fr	2 km DL1 + 3 x 3 km DL3 (Pause: 1 km DL1) + 2 km DL1
	So	24 km DL1
20	**Di**	10 km DL1
	Do	6 km DL1
	Sa	15 km DL1
21	**Di**	10 km DL2
	Do	10 km DL1
	Fr	2 km DL1 + 2 x 4 km DL3 (Pause: 2 km DL1) + 2 km DL1
	So	25 km DL1
22	**Di**	10 km DL2
	Do	10 km DL1
	Fr	2 km DL1 + 2 x 4 km DL3 (Pause: 2 km DL1) + 2 km DL1
	So	27 bis 30 km DL1 (Dauer mindestens 3 h)

23	**Di**	10 km DL2
	Do	10 km DL1
	Fr	2 km DL1 + 6 km DL3 + 2 km DL1
	So	28 bis 30 km km DL1 (Dauer mindestens 3 h)
24	**Di**	10 km DL1
	Do	6 km DL1
	Sa	15 bis 18 km DL1
25	**Di**	10 km DL2
	Do	8 km DL1
	So	32 km DL1
26	**Di**	6 km DL2
	Do	10 km DL1
	Fr	2 km DL1 + 6 km DL3 + 2 km DL1
	So	18 km DL1
27	**Di**	8 km DL2
	Do	8 km DL1
	Fr	2 km DL1 + 4 km DL3 + 2 km DL1
	So	15 km DL1
28	**Di**	5 km DL1
	Do	3 km DL1 + 3 km DL2
	So	Marathon

»

DIE LAUFGESCHWINDIGKEIT STEUERN SIE MIT UNSEREN PLÄNEN MEISTENS NACH HERZFREQUENZ. WIE DAS FUNKTIONIERT, IST IM KAPITEL „TRAINING" AB SEITE **34** BESCHRIEBEN

→ **IN 28 WOCHEN *DEN MARATHON UNTER 4:00 STUNDEN LAUFEN.***

√ DAS SOLLTEN SIE SCHON KÖNNEN: SIE LAUFEN SEIT MINDESTENS 18 MONATEN REGELMÄSSIG UND KÖNNEN 10 KILOMETER IN WENIGER ALS 60 MINUTEN LAUFEN.

WOCHEN

1	Mo	6 km DL1	**10**	Mo	10 km DL1
	Mi	8 km DL1		Mi	2 km DL1 + 6 km DL2 + 2 km DL1
	Fr	45 min alternatives Training		Fr	60 min alternatives Training
	So	10 km DL1		So	16 km DL1
2	Mo	6 km DL1	**11**	Mo	10 km DL1
	Mi	8 km DL1		Mi	2 km DL1 + 6 km DL2 + 2 km DL1
	Fr	45 min alternatives Training		Fr	60 min alternatives Training
	So	10 km DL1		So	18 km DL1
3	Mo	8 km DL1	**12**	Di	8 km DL1
	Mi	10 km DL1		Do	45 min alternatives Training
	Fr	45 min alternatives Training		Sa	10 km DL1
	So	12 km DL1			
4	Di	6 km DL1	**13**	Di	8 km DL2
	Do	30 min alternatives Training		Do	12 km DL1
	Sa	8 km DL1		Fr	2 km DL1 + 3 x 2 km DL3 (Pause: 1 km DL1) + 2 km DL1
				So	18 km DL1
5	Mo	8 km DL1	**14**	Di	8 km DL2
	Mi	2 km DL1 + 4 km DL2 + 2 km DL1		Do	12 km DL1
	Fr	45 min alternatives Training		Fr	2 km DL1 + 3 x 2 km DL3 (Pause: 1 km DL1) + 2 km DL1
	So	12 km DL1		So	20 km DL1
6	Mo	8 km DL1	**15**	Di	10 km DL2
	Mi	2 km DL1 + 4 km DL2 + 2 km DL1		Do	12 km DL1
	Fr	45 min alternatives Training		Fr	2 km DL1 + 3 x 3 km DL3 (Pause: 1 km DL1) + 2 km DL1
	So	14 km DL1		So	22 km DL1
7	Mo	8 km DL1	**16**	Di	12 km DL1
	Mi	2 km DL1 + 5 km DL2 + 2 km DL1		Do	8 km DL1
	Fr	60 min alternatives Training		Sa	15 km DL1
	So	14 km DL1			
8	Di	6 km DL1			
	Do	30 min alternatives Training			
	Sa	10 km DL1			
9	Mo	10 km DL1			
	Mi	2 km DL1 + 5 km DL2 + 2 km DL1			
	Fr	60 min alternatives Training			
	So	15 km DL1			

17	Di	10 km DL2
	Do	12 km DL1
	Fr	2 km DL1 + 3 x 3 km DL3 (Pause: 1 km DL1) + 2 km DL1
	So	24 km DL1
18	Di	10 km DL2
	Do	12 km DL1
	Fr	2 km DL1 + 2 x 4 km DL3 (Pause: 2 km DL1) + 2 km DL1
	So	25 km DL1
19	Di	12 km DL2
	Do	12 km DL1
	Fr	2 km DL1 + 2 x 4 km DL3 (Pause: 2 km DL1) + 2 km DL1
	So	26 km DL1
20	Di	12 km DL1
	Do	8 km DL1
	Sa	18 km DL1
21	Di	12 km DL2
	Do	12 km DL1
	Fr	2 km DL1 + 2 x 5 km DL3 (Pause: 2 km DL1) + 2 km DL1
	So	28 km DL1
22	Di	12 km DL2
	Do	12 km DL1
	Fr	2 km DL1 + 2 x 5 km DL3 (Pause: 2 km DL1) + 2 km DL1
	So	30 km DL1
23	Di	12 km DL2
	Do	12 km DL1
	Fr	2 km DL1 + 10 km DL3 + 2 km DL1
	So	30 km DL1
24	Di	12 km DL1
	Do	8 km DL1
	So	20 km DL 1

25	Di	12 km DL2
	Do	10 km DL1
	So	32 km DL1
26	Di	8 km DL2
	Do	12 km DL1
	Fr	2 km DL1 + 10 km DL3 + 2 km DL1
	So	22 km DL1
27	Di	10 km DL2
	Do	10 km DL1
	Fr	2 km DL1 + 6 km DL3 + 2 km DL1
	So	18 km DL1
28	Di	10 km DL1
	Do	6 km DL1 + 4 km DL2
	So	Marathon

»

INNERHALB EINER GUT VER-
LAUFENDEN TRAININGS-
PHASE KÖNNEN SIE DEN LONG
JOG AUCH ALS DAUERLAUF
ABSOLVIEREN, BEI DEM SIE
VOM START BIS ZUM ENDE
IMMER SCHNELLER WERDEN

→ IN 28 WOCHEN *DEN MARATHON UNTER 3:30 STUNDEN LAUFEN.*

✓ DAS SOLLTEN SIE SCHON KÖNNEN: SIE LAUFEN SEIT MEHREREN JAHREN REGELMÄSSIG UND KÖNNEN 10 KILOMETER IN WENIGER ALS 50 MINUTEN LAUFEN.

WOCHEN

Woche	Tag	Training
1	Mo	10 km DL1
	Mi	45 min alternatives Training
	Fr	10 km DL1
	So	12 km DL1
2	Di	8 km DL2
	Mi	45 min alternatives Training
	Fr	10 km DL1
	Sa	15 km DL1
3	Mo	3 km DL1 + 10 x 200 m DL3 (Pause: 200 m DL1) + 3 km DL1
	Di	45 min alternatives Training
	Do	12 km DL1
	Sa	3 km DL1 + 4 km DL2 + 3 km DL1
	So	15 km DL1
4	Di	3 km DL1 + 12 x 200 m DL3 (Pause: 200 m DL1) + 3 km DL1
	Mi	50 min alternatives Training
	Do	14 km DL1
	Sa	3 km DL1 + 6 km DL2 + 3 km DL1
	So	18 km DL1
5	Di	3 km DL1 + 15 x 200 m DL3 (Pause: 200 m DL1) + 3 km DL1
	Mi	60 min alternatives Training
	Do	15 km DL1
	Sa	3 km DL1 + 7 km DL2 + 3 km DL1
	So	20 km DL1
6	Di	3 km DL1 + 4 x 500 m DL3 (Pause: 500 m DL1) + 3 km DL1
	Mi	45 min alternatives Training
	Do	10 km DL1
	Fr	
	Sa	12 km DL1 + 2 km DL2
	So	16 km DL1
7	Di	3 km DL1 + 4 x 500 m DL3 (Pause: 500 m DL1) + 3 km DL1
	Mi	60 min alternatives Training
	Do	5 km DL1 + 3 km DL3 + 5 km DL1
	Sa	3 km DL1 + 5 km DL2 + 3 km DL1
	So	20 km DL1
8	Di	3 km DL1 + 4 x 500 m DL3 (Pause: 500 m DL1) + 3 km DL1
	Mi	60 min alternatives Training
	Do	5 km DL1 + 4 km DL3 + 5 km DL1
	Sa	3 km DL1 + 7 km DL2 + 3 km DL1
	So	20 km DL1
9	Di	3 km DL1 + 4 x 500 m DL3 (Pause: 500 m DL1) + 3 km DL1
	Mi	60 min alternatives Training
	Do	5 km DL1 + 5 km DL3 + 5 km DL1
	Sa	3 km DL1 + 8 km DL2 + 3 km DL1
	So	22 km DL1
10	Di	3 km DL1 + 4 x 1 km DL3 (Pause: 1 km DL1) + 3 km DL1
	Mi	60 min alternatives Training
	Do	12 km DL1
	Sa	Wettkampf: 10 km
	So	40 min alternatives Training
11	Di	12 km DL1
	Do	3 km DL1 + 10 x 200 m DL3 (Pause: 200 m DL1) + 3 km DL1
	Fr	12 km DL1
	So	20 km DL1
12	Di	3 km DL1 + 4 x 1 km DL3 (Pause: 1 km DL1) + 3 km DL1
	Mi	60 min alternatives Training
	Fr	3 km DL1 + 8 x 400 m DL3 (Pause: 400 m DL1) + 3 km DL1
	Sa	3 km DL1 + 10 km DL2 + 3 km DL1
	So	22 km DL1
13	Di	3 km DL1 + 5 x 1 km DL3 (Pause: 1 km DL1) + 3 km DL1
	Mi	60 min alternatives Training
	Fr	3 km DL1 + 10 x 400 m DL3 (Pause: 400 m DL1) + 3 km DL1
	Sa	3 km DL1 + 10 km DL2 + 3 km DL1
	So	22 km DL1

Woche	Tag	Training
14	Di	3 km DL1 + 5 x 1 km DL3 (Pause: 1 km DL1) + 3 km DL1
	Mi	90 min alternatives Training
	Do	12 km DL1
	Sa	8 km DL1
	So	Wettkampf: Halbmarathon
15	Di	40 min alternatives Training
	Mi	12 km DL1
	Fr	14 km DL1 + 5 x 200 m DL3 (Pause: 200 m DL1)
	So	20 km DL1
16	Di	3 km DL1 + 3 km DL2 + 3 km DL3 + 3 km DL1
	Mi	60 min alternatives Training
	Fr	15 km DL1
	Sa	3 km DL1 + 3 x 3 km DL3 (Pause: 1 km DL1) + 3 km DL1
	So	22 km DL1
17	Di	4 km DL1 + 4 km DL2 + 4 km DL3 + 4 km DL1
	Mi	70 min alternatives Training
	Fr	16 km DL1
	Sa	3 km DL1 + 3 x 3 km DL3 (Pause: 1 km DL1) + 3 km DL1
	So	24 km DL1
18	Di	4 km DL1 + 4 km DL2 + 5 km DL3 + 4 km DL1
	Mi	80 min alternatives Training
	Fr	16 km DL1
	Sa	3 km DL1 + 3 x 4 km DL3 (Pause: 1 km DL1) + 3 km DL1
	So	26 km DL1
19	Di	2 km DL1 + 2 km DL2 + 2 km DL3 + 2 km DL1
	Mi	50 min alternatives Training
	Fr	14 km DL1 + 5 x 200 m DL3 (Pause: 200 m DL1)
	So	18 km DL1
20	Di	3 km DL1 + 3 x 2 km DL3 (Pause: 1 km DL1) + 3 km DL1
	Mi	60 min alternatives Training
	Fr	12 km DL1
	Sa	4 km DL1 + 7 km km DL2 + 4 km DL1
	So	26 km DL1
21	Di	3 km DL1 + 3 x 3 km DL3 (Pause: 1 km DL1) + 3 km DL1
	Mi	60 min alternatives Training
	Fr	14 km DL1
	Sa	4 km DL1 + 9 km DL2 + 4 km DL1
	So	28 km DL1
22	Di	3 km DL1 + 3 x 4 km DL3 (Pause: 1 km DL1) + 3 km DL1
	Mi	60 min alternatives Training
	Fr	16 km DL1
	Sa	4 km DL1 + 11 km km DL2 + 4 km DL1
	So	30 km DL1
23	Di	3 km DL1 + 5 km DL2 + 3 km DL1
	Mi	50 min alternatives Training
	Fr	12 km DL1
	So	20 km DL1
24	Di	3 km DL1 + 5 km DL2 + 3 km DL1
	Mi	70 min alternatives Training
	Fr	12 km DL1
	Sa	2 km DL1 + 9 km DL2
	So	32 km DL1
25	Di	3 km DL1 + 5 km DL2 + 3 km DL1
	Mi	80 min alternatives Training
	Fr	14 km DL1
	Sa	2 km DL1 + 10 km DL2
	So	34 km DL1
26	Di	3 km DL1 + 7 km DL2 + 3 km DL1
	Mi	90 min alternatives Training
	Fr	16 km DL1
	Sa	12 DL2 + 2 km DL1
	So	30 km DL1
27	Di	3 km DL1 + 5 km DL2 + 3 km DL1
	Mi	50 min alternatives Training
	Fr	2 km DL1 + 8 km DL2
	Sa	24 km DL1
28	Mo	3 km DL1 + 3 km DL2 + 3 km DL1
	Mi	40 min alternatives Training
	Fr	6 km DL1
	So	Wettkampf: Marathon

FAST ZWEI JAHRZEHNTE

AN DER SPITZE

Sabrina Mockenhaupt war fast 20 Jahre lang eine der dominierenden Läuferinnen in der deutschen Langstreckenszene. Von ihrem ersten Auftritt im Nationaltrikot bei den europäischen Crossmeisterschaften 1997 vor den Toren Lissabons bis zu ihrem letzten Lauf für Deutschland beim 10.000-Meter-Europacup 2018 gehörte sie fast jedes Jahr zur deutschen Nationalmannschaft bei den verschiedenen internationalen Leichtathletik-Höhepunkten. Ihr wohl bestes Jahr erlebte Sabrina Mockenhaupt 2008, als sie bei den Olympischen Spielen in Peking über 10.000 Meter in der persönlichen Bestzeit von 31:14,21 Minuten auf Rang 13 einlief – und später aufgrund positiver Dopingbefunde der Konkurrenz noch zwei Plätze nach vorne rutschte. Mit dieser Zeit war sie Anfang 2020 immer noch die zweitschnellste Deutsche auf den 25 Stadionrunden. Nur die Berlinerin Kathrin Ullrich war 1991 in 31:03,62 Minuten schneller. Wenige Monate nach Olym-

pia verbesserte Sabrina Mockenhaupt in Frankfurt ihre Marathonbestzeit auf 2:26:22 Stunden. Zwei Jahre später war sie in Berlin nochmal eine Sekunde schneller. Mit ihren 2:26:21 Stunden rangiert sie heute noch auf Position acht der ewigen deutschen Bestenliste. Seitdem waren von den deutschen Marathonläuferinnen nur Melat Kejeta (2:23:57 h; Berlin 2019) und Fate Tola (2:25:42 h; Frankfurt 2016) schneller als die Siegerländerin.

Insgesamt war Sabrina Mockenhaupt bei drei Olympischen Spielen am Start: 2004 in Athen wurde sie 15. über 10.000 Meter, 2012 in London lief sie über die gleiche Strecke auf Rang 17. 2002 wurde Sabrina Mockenhaupt zum ersten Mal Deutsche Meisterin über 5000 Meter bei den Erwachsenen. Seitdem sammelte sie insgesamt 45 Deutsche Meistertitel in den unterschiedlichen Laufdisziplinen auf der Bahn, der Straße, in der Halle und beim Crosslauf. Auf internationaler Bühne lief sie zu

zwei Medaillen. 2005 wurde sie Zweite bei den Europameisterschaften im Crosslauf. Im selben Jahr kam sie bei den Halleneuropameisterschaften in Madrid über 3000 Meter als Vierte ins Ziel. Weil aber eine der vor ihr platzierten Läuferinnen des Dopings überführt wurde, rückte sie später auf den dritten Platz vor.

Als ihren schönsten Marathon bezeichnet Sabrina Mockenhaupt das Rennen von New York im Jahr 2013. Damals wurde sie auf der nicht einfachen Strecke in der Top-Zeit von 2:29:10 Stunden in einem Weltklassefeld überraschend Siebte. Neben ihren Starts bei den internationalen Höhepunkten hat Sabrina Mockenhaupt aber auch immer den Kontakt zur Basis der Laufszene in Deutschland gesucht. Es gibt wohl kaum eine Top-Läuferin, die bei so vielen – auch kleineren – Lauf-Events am Start war und ist. Und dabei hat sie weiterhin immer ein offenes Ohr für Fragen ihrer Mitläufer – auch wenn die es

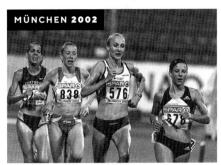

MÜNCHEN 2002

Bei den Europameisterschaften in München hat Sabrina Mockenhaupt ihren ersten ganz großen Auftritt im Nationaltrikot. Im von Paula Radcliffe gewonnenen 10.000-Meter-Rennen wird die 21-Jährige Zehnte

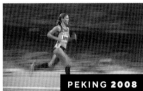

PEKING 2008

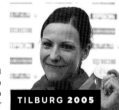

Bei der Cross-EM im niederländischen Tilburg holt Sabrina Mockenhaupt Silber

TILBURG 2005

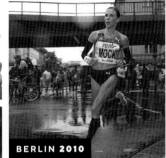

Olympische Spiele in Peking. Sabrina Mockenhaupt läuft in 31:14,21 Minuten ihr bestes 10.000-Meter-Rennen auf der Bahn

—

2:26:21 Stunden. Das ist die Marathon-Bestzeit, die Sabrina Mockenhaupt als viertplatzierte des Berlin-Marathon aufstellte

BERLIN 2010

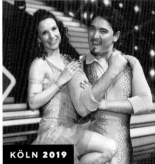

KÖLN 2019

2019 war Sabrina Mockenhaupt wochenlang in der RTL-Tanzshow Let's Dance zu sehen und belegte dabei zusammen mit ihrem Partner Erich Klann den 8. Platz.

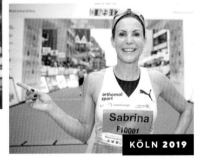

KÖLN 2019

Zum Köln-Marathon pflegt Sabrina Mockenhaupt schon lange eine besondere Beziehung. Als Botschafterin war sie hier fast jedes Jahr am Start. 2019 lief sie den Halbmarathon - wenige Monate vor der Geburt ihres ersten Kindes

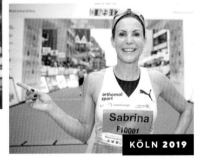

so viel gemütlicher angehen lassen als sie. Auch außersportlich hat Sabrina Mockenhaupt einige Auftritte hingelegt, durch die sie mit ihrer offenen Art und ihren oft ungebremsten Emotio-

nen ihre Popularität immer weiter gesteigert hat. So war sie 2003 monatelang mit einem Video Stammgast in einer TV-Show von Stefan Raab. Das Video zeigte, wie sie unter Tränen ihr Rennen

bei den Weltmeisterschaften 2003 kommentierte. 2019 begeisterte sie auch bei der RTL-Show „Let's Dance" das Publikum mit ihrem Engagement, ihrer Emotionalität und ihrem Humor.

CO-AUTOREN

CHRISTIAN ERMERT

Der Fachjournalist kennt Sabrina Mockenhaupt von Kindesbeinen an. Als Mittelstreckler ist er wie Sabrina Mockenhaupt viele Jahre für die LG Sieg gestartet, bevor er seine besten Rennen im Trikot des ASV Köln machte. Er rannte die 800 Meter 1995 in 1:47,20 Minuten. Heute läuft er nicht mehr ganz so schnell, dafür länger. 10 Kilometer und Halbmarathon sind die liebsten Strecken des Diplom-Sportlehrers. Christian Ermert blieb dem Laufen auch als Journalist verbunden. Er ist Chefredakteur des Internetportals laufen.de und des dazugehörigen Magazins LÄUFT. **www.laufen.de**

NORBERT HENSEN

Der gelernte Sportjournalist verfolgt „Mockis" Karriere so intensiv wie kaum ein anderer. Der Diplom-Sportlehrer trägt seit fast 20 Jahren Verantwortung für verschiedene Laufmagazine. Mittlerweile führt er die Geschäfte der DLM RunMedia, in der das Magazin LÄUFT. erscheint und die das Internetportal laufen.de betreibt.

MARCO HEIBEL

Nach dem Abschluss seines Germanistik-Studiums in Bonn absolvierte Marco Heibel ein Volontariat und arbeitete als freier Journalist für Print- und Online-Magazine mit den Themenschwerpunkten Laufen, Fitness und Gesundheit. Heute ist er als Journalist für den Sport-Informationsdienst (SID) in Köln tätig. Marco Heibel ist begeisterter Marathon- und Halbmarathonläufer.

MANUEL ZIEGLER

Der Sportwissenschaftler begleitet seit fast 30 Jahren als Trainer und Coach Athleten, Freizeitsportler und Führungskräfte. Aus vielen sehr unterschiedlichen Fortbildungen entwickelte er sein ganzheitliches „361°"-Coaching- und Betreuungs-Konzept. Sein Ziel ist die volle physische und mentale Leistungsfähigkeit, mit der seine Kunden zu größtmöglicher innerer Zufriedenheit gelangen. Er ist für die Trainingsprogramme verantwortlich, die Sabrina Mockenhaupt neben dem Laufen absolviert, und hat den Übungsteil in diesem Buch (ab Seite 174) maßgeblich gestaltet. **www.dna-gym.com**

NORBERT WILHELMI

Der Nürnberger zählt zu den renommiertesten Laufsport-Fotografen Europas. Bei den großen Events hält er die Emotionen der Läufer fest und hat dabei nicht nur die Top-Athleten im Blick, sondern immer auch die ganz normalen Läufer. Er hat Sabrina Mockenhaupt für dieses Buch in Szene gesetzt. **www.wilhelmi-fotograf.de**

IMPRESSUM

DAS GROSSE FITNESS-LAUFBUCH
3. ÜBERARBEITETE AUFLAGE 2020
Copyright 2020 by DLM RunMedia GmbH
Vogelsanger Str. 187, 50825 Köln
www.laufen.de

AUTOREN
Sabrina Mockenhaupt, Christian Ermert, Norbert Hensen, Marco Heibel, Manuel Ziegler
Medizinische Beratung: Dr. Jens Enneper
Alle nicht gesondert aufgeführten Fotos inklusive Titelfoto: Norbert Wilhelmi

WEITERE BILDNACHWEISE
Adobe Stock: CPP-Zone, Sportpoint (S. 62), Gio-Rez (S. 63), mRGB (S. 135), Grafikplusfoto (S. 136), Byheaven (S. 158), Oleg Breslavtsev (S. 159), Julie Francoeur (S. 161); Garmin (S. 15, 151); Imago Images: Chai von der Laage (S. 122), Sven Simon (S. 122), Camera4 (S. 123), Future Image (S. 123); iStock (S. 96 bis S. 121); iStock: Catherine Lane (S. 139), Andrey Popov (S. 194), Ostill (S. 195 bis 201); LedLenser/Oliver Farys (S. 160), Olaf Möldner (S. 149), SCC Events/Michael Vorbrüggen (S. 73); Sziols (S. 157)

ILLUSTRATIONEN
Norbert Fuckerer (Seiten 68 bis 71)

GESAMTLEITUNG
Christian Ermert, Norbert Hensen

GRAFIK
GOODWILLRUN, Köln
Marcus Paul, Anne Johnen

LEKTORAT
Jessica Gahn, Marta Trochimowicz, Vera Schwarz

Printed in Germany

HAFTUNGSAUSSCHLUSS
Alle Ratschläge, Tipps und Trainingsempfehlungen in diesem Buch beruhen auf den Erfahrungen der Autoren beziehungsweise sind sorgfältig recherchiert worden. Die Anleitungen können allerdings eine individuelle Trainingsberatung und medizinische Untersuchungen nicht ersetzen. Eine Haftung der Autoren bzw. des Verlags und seiner Beauftragten für Personen-, Sach- und Vermögensschäden, die aus den im Buch gegebenen Hinweisen hervorgehen könnten, ist ausgeschlossen.

ISBN 978-3-9818230-4-2